内科临床实践指导大纲与案例分析

（第二版）

主编　徐茂锦　蔡　青

上海科学技术出版社

内 容 提 要

本书为海军军医大学临床实践教材，重点阐述内科常见疾病的病史询问、体格检查、实验室与辅助检查、诊断与鉴别诊断、治疗原则及基本操作技能，同时精选临床典型案例以培养学生规范化临床思维。

本教材可作为医学院校带教老师、实习生、规范化培训阶段住院医师的临床实践指导用书。

图书在版编目（CIP）数据

内科临床实践指导大纲与案例分析 / 徐茂锦，蔡青主编. -- 2版. -- 上海 : 上海科学技术出版社，2024.1（2026.2重印）
ISBN 978-7-5478-6322-0

Ⅰ. ①内… Ⅱ. ①徐… ②蔡… Ⅲ. ①内科学—医学院校—教学参考资料 Ⅳ. ①R5

中国国家版本馆CIP数据核字(2023)第183285号

内科临床实践指导大纲与案例分析(第二版)
主编 徐茂锦 蔡 青

上海世纪出版(集团)有限公司
上 海 科 学 技 术 出 版 社 出版、发行
(上海市闵行区号景路159弄A座9F-10F)
邮政编码 201101 www.sstp.cn

开本 889×1194 1/32 印张 7
字数 150 千字
2016 年 1 月第 1 版
2024 年 1 月第 2 版 2026 年 2 月第 3 次印刷
ISBN 978-7-5478-6322-0/R·2835

编委会

主　编　徐茂锦　蔡　青

主　审　徐晓璐

副主编　焦　洋　孔凡扬　徐荣良　林　寒　陈　莉

编　者（以撰写章节先后为序）

徐荣良　王　倩　张　莎　许旭东　石建波　赵立军
武　宁　焦　洋　方　晨　王一然　石　荟　张　伟
林　寒　孔凡扬　钱阳阳　颜　芳　王　丹　潘　骏
孙　畅　陈　莉　傅维佳　高　磊　谌　卫　孙　婧
孔德亮　赖学莉　陈　榕　陈　瑾　王超群　郭　妍
蔡　青　彭杨茜子　高　洁

主编助理　程汉利　郭慧军

前　言

临床实践教学是医学教育的重要环节，临床实践教学质量直接影响医学生的教育水平及毕业后临床能力。在临床实践教学中我们发现，临床医学院及各临床科室出于学科发展的需要，往往强化医疗特色与学科主攻方向，从而使临床实践教学资源受限（病种不全、平均住院日缩短），导致缺乏全面整体的临床实践教学。

《内科临床实践指导大纲与案例分析》第一版的出版在一定程度上弥补了上述不足和缺陷，在临床实践教学过程中受到了教师和学员的好评。为了进一步适应新形势下临床实践教学的需要，我们在收集教师和学员使用意见和反馈的基础上，依据临床医学本科教学大纲、专业人才培养方案和《住院医师规范化培训内容与标准》（2022 版），对《内科临床实践指导大纲与案例分析》进行了修订，更新和补充了疾病种类，调整和删减了部分内容，突出了对病史询问、体格检查、实验室与辅助检查、诊断与鉴别诊断、治疗原则及基本技能操作的掌握。同时，精选临床典型案例以进行规范化临床思维的培训。

本教材既可作为医学院校带教老师、实习生、规范化培训阶段住院医师的临床实践指导用书，也可在临床实践教学资源不足时供师生参考。

由于水平有限，不妥之处在所难免，恳请广大师生、读者批评指正。

编者

2023 年 9 月

目　录

第一章　循环系统疾病

第一节　心力衰竭

（一）询问病史的重点

（1）诱发心力衰竭的因素：感染、心律失常、精神紧张、妊娠与分娩、贫血、药物等。

（2）基础心血管疾病：心脏瓣膜病、冠心病、先天性心脏病等。

（3）心力衰竭的常见症状：劳力性呼吸困难、咳嗽、咯血、疲乏无力、下肢水肿等。

（二）体格检查

（1）一般情况：口唇发绀、面容、皮肤、血压等。

（2）心血管疾病体征：心界扩大、杂音、心音。

（3）心力衰竭体征：左心衰竭体征（肺部啰音、交替脉）、右心衰竭体征（下肢水肿、奇脉、颈静脉怒张、肝颈静脉回流征阳性）等。

（三）实验室检查与辅助检查

（1）血液：全血细胞计数、电解质、肾功能、肝功能、血脂、心肌酶谱、B 型脑钠肽等。

（2）超声心动图（心瓣膜病、心肌病、先天性心脏病）、心电图、运动试验及动态心电图（有否冠心病）、心导管检查、心脏核素检查、心血管造影等。

（四）诊断与鉴别诊断

1. 诊断

（1）确定有无心功能不全：心脏疾病体征+肺循环充血的表现或体循环充血的表现。

（2）确定心功能不全程度。

2. 鉴别诊断

（1）支气管哮喘。

（2）渗出性心包炎。

（3）肝硬化、肾炎。

（五）治疗原则

（1）治疗病因及诱因：如手术矫正心瓣膜或先天性心脏病，高血压性心脏病时降压治疗，贫血性心脏病时纠正贫血。

（2）一般治疗：休息、饮食、吸氧等。

（3）洋地黄类药物的应用：适应证、禁忌证、不良反应与处理。

（4）利尿剂的选用。

（5）血管扩张剂的作用。

（6）急性肺水肿的紧急处理。

（7）血管紧张素转换酶抑制剂（ACEI）或血管紧张素受体（ARB）类药物的使用。

（8）β 受体阻滞剂的使用方法。

（9）脑啡肽酶抑制剂的应用。

（10）钠葡萄糖共转运受体 2 抑制剂的应用。

(11) 鸟苷酸环化酶激动剂的应用。

(六) 病例讨论

患者严某，78 岁，因活动后气短 1 年，加重 1 周伴有下肢水肿住院。一年前患者上三楼或提重物时出现胸闷、气短，休息后可以好转。此症状反复出现并逐渐加重。目前上一楼就出现气短并时常出现下肢水肿。1 周前因感冒出现气急加重伴有下肢水肿、腹胀纳差；夜间不能平卧，需要枕两个枕头才觉得气急好些；有时夜间气急加重伴咳嗽，坐起来才觉得好受些。发病以来无明显胸痛，无慢性咳嗽和咳痰病史。既往有高血压病 10 年，最高血压 180/100 mmHg，常服用药物，但血压控制不佳。有糖尿病 5 年，常服二甲双胍，血糖控制良好。无高脂血症史。吸烟 600 年支，已经戒烟 1 年。

体格检查：血压 140/60 mmHg，心率 90 次/min，体温 36℃，呼吸 20 次/min。半卧位，口唇无发绀，颈静脉充盈。胸廓正常，无明显桶状胸，两肺底可闻及少量湿啰音，心界向左下扩大，心尖部可闻及 3 级收缩期吹风样杂音，余瓣膜区未闻及杂音。肝脏肋下刚触及，有轻度触痛。墨菲征阴性，脾脏未及。移动性浊音阴性。双下肢凹陷性水肿明显。

入院检查：心电图提示左心增大伴劳损。胸片提示心影增大，心胸比 0.6，两下肺片状影。心脏超声提示左心增大，二尖瓣关闭不全，LVEF 45%。血常规提示白细胞 9×10^9/L，中性粒细胞 80%，余正常。尿常规、粪常规正常。肝、肾功能正常，脑钠肽 1 200 ng/L。

【病史特点】

(1) 老年男性，起病缓慢，病程较长。

（2）主要症状是劳力性呼吸困难 1 年，因感冒加重 1 周，并出现夜间端坐呼吸。

（3）体检发现血压偏高，心率偏快，心脏向左下扩大并有二尖瓣关闭不全，两肺底可闻及湿啰音，肝脏略肿大，颈静脉充盈，双下肢水肿。

（4）心电图提示左心肥大伴劳损，胸片提示心影增大，两下肺有片状阴影。心脏超声提示左心增大，二尖瓣关闭不全，LVEF 降低。

（5）白细胞计数及中性粒细胞比例偏高，BNP 增高明显。

（6）既往有 10 年高血压病史、4 年糖尿病史、600 年支吸烟史。无明确的慢性支气管炎病史及哮喘史。

【诊断线索】可根据劳力性呼吸困难、水肿、心脏增大伴 LVEF 降低等三个线索展开诊断分析。以第一个呼吸困难为例，提示心肺疾病可能最大，因为心肺疾病是导致呼吸困难最常见的原因。

【诊断与鉴别诊断】引起活动后呼吸困难的常见心脏原因包括心力衰竭、冠心病、心包积液等。肺部疾病引起的肺功能减退如慢性支气管炎、哮喘、支气管扩张、胸腔积液、气胸、严重肺大疱等。根据患者的症状特点及体格检查阳性结果挑选出可能性最大的疾病。因患者无明确的肺病史，体检无明显桶状胸，胸片未见明显肺病征象，且 BNP 明显增高。因此考虑心脏疾病引起呼吸困难的可能性大。心脏疾病中能明确的是心力衰竭，因为心脏增大、LVEF 降低、BNP 明显升高等检验指标提示心力衰竭，而且患者有导致心力衰竭的基础疾病如长期高血压，临床表现也符合全心衰竭。至于心力衰竭的基础病因，除了高血压是否还存在冠心病，值得进一步检查。因为患者年龄大，有高血压、糖尿病、吸烟等冠心病危险因素，并且活动后胸闷和气短加重也符合冠心病表现。心包积液临床不符合，因为心脏超声已经排除了。心力衰竭加重的常见因素是感染，尤其肺部感染多见，本例白细胞偏高可能提示存在肺部感染。另外，如果有冠心病，那么心肌缺血加重或心肌梗死也是导致心力衰竭加重的常见原因，应观察心电图动态变化及肌钙蛋白是否明显升高。

【初步诊断】

（1）高血压病 3 级（很高危），高血压心脏病，心功能Ⅳ级（NYHA 分级）。

（2）肺部感染。

（3）冠状动脉粥样硬化性心脏病（?）。

（4）2 型糖尿病。

【拟进一步检查】

（1）复查心电图，检查肌钙蛋白水平，排除心肌梗死。

（2）待心功能改善后进行冠状动脉造影以明确冠心病诊断。

（3）检查血脂、血糖、糖化血红蛋白。

【治疗原则】

（1）心力衰竭治疗（利尿、扩管、强心）注意电解质紊乱、肾功能减退、洋地黄中毒。

（2）抗感染治疗。

（3）高血压治疗，优先考虑 ACEI/ARB 类降压药物。

（4）糖尿病治疗，优先考虑 SGLT2i 类药物。

（5）抗栓治疗（阿司匹林）。

（6）如有冠心病给予他汀类药物治疗。

（徐荣良　王　倩　张　莎）

第二节 · 心律失常

（一）询问病史的重点

（1）发作时间：何年、月、日。

（2）发作诱因：运动、紧张等。

（3）持续时间与频率。

（4）发作时有无血流动力学障碍的相关表现。

（5）伴随症状与终止方式。

（6）是否诊断、治疗、结果如何。

（7）既往心脏病史、家族史。

（二）体格检查

（1）全面系统体检。

（2）注意心脏大小、搏动如何、杂音、节律、心音改变，血压情况，脉搏与心搏是否一致，颈动脉搏动。

（3）体循环或肺循环淤血的体征。

（三）实验室检查与辅助检查

（1）血电解质，尤其是血钾。

（2）心电图、胸片、超声心动图及动态心电图。

（3）根据需要可进一步选择食管心电图、心室晚电位、直立倾斜试验、临床电生理检查。

（四）诊断与鉴别诊断

（1）根据病史、体检结果和实验室检查结果做出心律失常诊断。

（2）寻找心律失常发生的基础：有无器质性心脏病。

（3）心律失常临床类型：缓慢性、快速性。

（五）治疗原则

（1）兴奋迷走神经治疗：适用于终止阵发性室上性心动过速，如刺激咽喉、屏气等。

（2）药物治疗：适用于各种心律失常类型，具体应根据患者心律失常类型、全身情况、药物代谢及特性选择相应药物。掌握心律失常药物分类、用量、不良反应。

（3）心脏电复律与人工心脏起搏：掌握适应证，选择治疗方法。

（六）病例讨论

患者女性，22岁，大学生，因反复心悸、头晕2年就诊。平时身体健康，无心悸发作时无任何症状。心悸发作突然，无明显诱因，与运动、情绪等无关，自测脉搏快而细弱，伴有头晕，无晕厥，可自行终止，且可迅速恢复平时的心率。终止后无不适。2年间共发作5次，发作常持续数十分钟到1小时不等。体格检查无异常，来医院就诊时心电图正常。血常规、X线胸片、生化检查、甲状腺功能正常。

【病史特点】

（1）青年女性，病程长，呈发作性发病。

（2）心悸发作伴头晕，突发突止，无晕厥。

（3）体检无心脏阳性体征。

（4）平时心电图无异常，发作时心电图未做。

（5）既往身体健康，无心脏病史。

【诊断线索】心悸是唯一主诉，也是诊断的唯一线索。引起心悸的常见原因包括心律失常、心脏病伴心肌收缩增强，以及心脏以外的疾病如甲状腺功能亢进、贫血、发热等，其次是精神性因素如紧张、焦虑症等。其中最常见的是心律失常。

【诊断与鉴别诊断】该患者主诉为心悸伴头晕，突发突止，发作后不遗留症状，平时身体健康。根据这些特点首先要考虑阵发性心律失常。常见的是阵发性室上性心动过速，该疾病为房室结双径路或者房室旁路折返性心动过速，突发突止，无器质性心脏病基础，多数预后良好，对血流动力学影响小，但是如果心室率超过220次/min则可能会出现血压偏低，导致头晕或者晕厥。确诊需要发作时通过心电图证实或者通过心脏电生理检查证实房室结或房室旁道的存在及诱发房室折返性心动过速。这在临床上比较常见，应首先考虑。当然也应该考虑阵发性室性心动过速的可能，有些特发性室性心动过速可以发生于无器质性心脏病的年轻人，但是发病率明显低于室上性心动过速，确诊同样需要发作时心电图或者心脏电生理检查。室性心动过速往往发生于器质性心脏病患者，此患者可能性较小。

需要鉴别的疾病如下。

（1）贫血：年轻女性可能由于月经过多、消化道出血等原因出现贫血，导致窦性心动过速而出现心悸。但此患者平时健康，血常规正常，可以排除。

（2）甲状腺功能亢进：年轻女性多见，伴有多汗、消瘦、大便次数增多、心悸等。该患者无多汗和消瘦，甲状腺功能正常，可排除。

（3）低血糖：多数见于糖尿病患者服用降糖药过量或胰岛素过量，年轻人也可见，但往往在饥饿时出现，伴有心悸、虚弱出汗、头晕、饥饿感，严重时可昏迷。此患者发病无明显诱因，且生化检查正常，可排除。

（4）焦虑症：可出现心悸、胸闷等不适，往往有诱发因素，比如精神压力过大、情绪抑郁、不良事件导致的精神刺激等。一般心悸持续时间长，常常不能缓解，无明显心动过速。该患者心悸突发、突止，发作时心率快，终止后无不适，与此症不符。

【初步诊断】阵发性室上性心动过速。

【拟进一步检查】住院做心脏电生理检查以确诊。

【治疗原则】射频消融治疗。

（徐荣良　王　倩　张　莎）

第三节·心脏瓣膜病

（一）询问病史的重点

（1）风湿热病史（在我国仍为常见病因）、感染、发热史

（心内膜炎所致）。

（2）冠心病、动脉硬化史，如高血压、心肌梗死。

（3）自幼有心脏杂音（二叶主动脉瓣畸形）。

（4）外伤、昏厥史（如二尖瓣脱垂、主动脉瓣狭窄等）。

（5）并发症如心力衰竭、肺部感染和栓塞等症状。重点强调瓣膜损害可能是病因诊断的线索。

（二）体格检查

（1）细微全面的体检：面容、皮肤等一般状况不能忽视。

（2）心血管的重要体征：心脏大小、心脏杂音、心音等。

（3）注意是否有肝脾肿大、腹水、下肢水肿等。

（4）不同病因需注意到原发病变的体征。

（三）实验室检查与辅助检查

（1）某些病因的检查：如红细胞沉降率、抗“O”检测、血培养、血脂、肾功能、血糖等。

（2）心电图、超声心动图及X线检查。

（3）进一步检查：心导管检查、心功能检查、核素扫描、心脏磁共振成像检查。

（四）诊断与鉴别诊断

1. 诊断　根据病史、心脏杂音体征及实验室检查来确诊。

2. 鉴别诊断

（1）二尖瓣狭窄：与先天性二尖瓣狭窄、左心房黏液瘤鉴别。

（2）二尖瓣关闭不全：与主动脉瓣狭窄、室间隔缺损、三尖瓣关闭不全鉴别。

（3）主动脉瓣狭窄：与老年性主动脉瓣硬化、二尖瓣关闭不全、梗阻性肥厚型心肌病、室间隔缺损等鉴别。

（4）主动脉瓣关闭不全：与二叶主动脉瓣畸形、主动脉根部病变（梅毒性、动脉粥样硬化、结缔组织疾病）鉴别。

（五）治疗原则

1. 内科治疗

（1）病因治疗：如感染、动脉硬化、高血压等。

（2）对症治疗：如心力衰竭、心律失常、心绞痛等。

2. 外科治疗　选择手术方法，掌握手术适应证。

（六）病例讨论

患者钱某，女性，48 岁。因心慌、气短 1 周就诊。1 周前无明显诱因出现心悸，伴有胸闷、气短、咳嗽。活动后症状加重，休息时好转。无发热、咳痰，无腹痛、腹泻，无胸痛发作，无晕厥、黑矇。门诊查体发现：一般情况正常，呼吸略加快，颈静脉无怒张，甲状腺无肿大；胸廓无畸形，两肺听诊未闻及干、湿啰音；心前区无隆起，心界不大，心率 120 次/min，节律绝对不等，心尖部可闻及收缩期 3 级吹风样杂音，轻度舒张期滚筒样杂音，其余瓣膜区未闻及病理杂音；腹部未见异常体征，双下肢无水肿。既往无高血压、糖尿病和冠心病病史，无反复发热、关节肿痛病史，无甲亢史。心电图提示快速心房颤动。血常规、血生化正常。

【病史特点】

（1）中年女性，起病急。

（2）发作时心悸、气短，活动后加重，伴有咳嗽，但无发热、咳痰。

（3）体检发现快速心房颤动、心尖部吹风样杂音 3 级。

（4）心电图提示心房颤动、血生化及血常规正常。

（5）既往无高血压、糖尿病、冠心病和风湿病病史。

【诊断线索】诊断可以由心房颤动或心脏杂音两个体征作为线索进行分析。

【诊断与鉴别诊断】以心房颤动为例，常见的原因包括心脏病、甲状腺功能亢进（简称甲亢）、特发性心房颤动、术后心房颤动等原因。本例患者是个中年女性，心脏病和甲亢是常见原因，但结合患者有明显心脏杂音，又无高血压、糖尿病和冠心病病史，既往活动耐力良好。所以考虑心脏瓣膜病可能性较大，而且以风湿性心脏瓣膜病可能性大，因为患者有心尖部舒张期滚筒样杂音，提示二尖瓣狭窄，后者常常由风湿热引起，因此该患者考虑风湿性心脏瓣膜病可能性较大。诊断瓣膜病主要依据心脏杂音和心脏超声检查，可做心脏超声检查。另外，急性心肌炎也可能并发心房颤动，后者往往由病毒感染引发，本例患者发病轻，无明显呼吸道或胃肠道病毒感染表现，故可能性不大，可检查心肌酶谱、肌钙蛋白、病毒抗体等予以鉴别。同时还要检查甲状腺功能以排除甲亢可能。

【初步诊断】

（1）风湿性心脏瓣膜病。

（2）二尖瓣狭窄伴关闭不全。

（3）心房颤动。

（4）心功能Ⅱ级（NYHA 分级）。

【拟进一步检查】心脏超声、抗“O”检测、红细胞沉降率、心肌酶谱、肌钙蛋白、X 线胸片、甲状腺功能、凝血指标。

【治疗原则】

（1）控制心室率，或者转复房颤。

（2）必要时给予抗凝治疗。

（3）给予利尿治疗，减轻肺淤血。

（4）如果二尖瓣病变严重考虑外科手术。

（5）如果是心肌炎，予以严格休息及心肌营养药物治疗。

（徐荣良　王　倩　张　莎）

第四节 感染性心内膜炎

（一）询问病史的重点

（1）原有器质性心脏病的表现：如先天性心脏病（室间隔缺损、动脉导管未闭等）、瓣膜病（二尖瓣或主动脉瓣轻至中度关闭不全、老年人退行性或钙化性瓣膜等）。

（2）细菌侵入途径：手术与创伤性检查（心脏手术、瓣膜置换、心导管检查、安装起搏器）；其他，如拔牙、妇科检查、泌尿道检查等。

（3）全身感染的临床表现：如发热、乏力、肌肉关节酸痛、进行性贫血等。

（4）脏器栓塞的症状，以及心脏瓣膜损害加重时，出现心力衰竭的表现。

（二）体格检查

（1）一般情况：皮肤、黏膜血管损害的表现，贫血、脾肿大、杆状指等。

（2）原有心脏病变体征：杂音性质或强度的改变，病程中出现的新的病理性杂音。

（三）实验室检查与辅助检查

（1）血液：血象（白细胞、分类、血色素）、红细胞沉降率、C 反应蛋白、类风湿因子、血培养。

（2）X 线检查、心电图及超声心动图等。

（3）有中枢神经系统病变者，必要时行 CT 和 MRI 检查。

（四）诊断与鉴别诊断

（1）诊断：原有心血管病变征象、细菌感染依据及实验室检查等。

（2）鉴别：主要与风湿活动鉴别，其次是败血症、系统性红斑性狼疮、结核病等。

（五）治疗原则

（1）应卧床休息及对症治疗。

（2）抗生素治疗是最根本的措施，用药要早，选用合适的杀菌药，剂量要足，疗程要长。

（3）手术治疗根据适应证选择。

（六）病例讨论

患者楼某，男性，20 岁，因发现心脏杂音而入院。患者因发热在当地医院就诊时发现心脏杂音，拟诊先天性心脏病、动脉导管未闭、上呼吸道感染。经抗生素等治疗后发热消退，当地医院介绍患者来上海治疗先天性心脏病。入院第二天患者又出现畏寒、发热，体温 38℃。查体发现贫血貌，睑结膜有出血点，皮肤未见皮疹；两肺呼吸音对称，无干、湿啰音；心界略向左扩大，心率 100 次/min，心律整齐，肺动脉瓣膜区可闻及连续性机器样杂音；腹平软，脾脏轻度增大，余无异常；四肢脉搏对称存在，有杵状指。血常规提示白细胞计数升高，血红蛋白 100 g/L，血小板计数正常。尿常规示红细胞计数升高，未见蛋白尿。大便常规正常，血生化指标正常。X 线胸片提示两肺清晰，肺血增多，肺动脉段饱满，心胸比基本正常。既往体健，但近 3 个月曾多次发热，均以呼吸道感染予抗生素治疗后好转。逐渐出现体重下降、面色苍白、乏力纳差、心慌气短等症状。

【病史特点】

（1）青年男性，起病缓，病程长。

（2）反复发热 3 个月伴有心脏杂音。

（3）体检发现肺动脉区机器样连续性杂音，心界向左扩大。有贫血貌、杵状指、眼睑结膜出血点。脾脏轻度肿大。

（4）血常规提示白细胞计数高，贫血；尿常规提示镜下血尿；X 线胸片提示肺血增多，肺动脉高压。

（5）既往身体健康，无心肺疾病史。

【诊断线索】长期反复发热、心脏杂音是诊断线索。当两者同时出现时则更指向感染性心内膜炎。

【诊断与鉴别诊断】当患者出现不明原因发热超过 48 h 并同时存在心脏明显杂音时，应当想到感染性心内膜炎的可能。患者反复发热，应用抗生素后好转，说明发热由细菌感染引起。可惜患者多次就诊医生并没有仔细地听诊心、肺，因此漏诊了先天性心脏病，同时也没有想到先天性心脏病并发感染性心内膜炎的可能诊断，造成误诊。多数感染性心内膜炎患者首次门诊多数没有明显特征性表现，因此易被误诊为上呼吸道感染或其他感染引起的发热。诊断感染性心内膜炎主要依据有感染征象、血培养发现致病菌及超声发现心内膜赘生物。该患者有发热、白细胞计数高、贫血、脾肿大等，均为感染征象，并且有睑结膜出血点，提示可能的栓塞征象。应该及时做血培养和心脏超声检查。其他需要鉴别的是一些长期发热的疾病，如结核、风湿热、伤寒、淋巴瘤等，鉴别的要点是通过血培养和心脏超声发现赘生物（只有心内膜炎才有，其他发热性疾病没有）。

【初步诊断】

（1）感染性心内膜炎。

（2）先天性心脏病，动脉导管未闭。

【拟进一步检查】连续 3 次血培养、心脏超声、红细胞沉降率、类风湿因子（RF）、抗 O 检测、C 反应蛋白等。

【治疗原则】

（1）抗生素治疗：及时、准确、足量、长疗程。

（2）待心内膜炎治愈后进行先天性心脏病介入治疗。

（徐荣良　王　倩　张　莎）

第五节 原发性高血压

（一）询问病史的重点

1. 病情　确定血压是否持续增高，高血压病程，用药品种、剂量，治疗的反应和副作用，是否继续用药。

2. 高血压的易患因素及并发症

（1）有无心血管疾病，如脑卒中、冠心病，以及有无相关家族史。

（2）高脂血症、糖尿病的家族史及个人史。

（3）吸烟或饮酒的年数、量及品种。

（4）肥胖与体力活动、职业。

3. 排除继发性高血压（或鉴别诊断的要点）

（1）肾脏病：有肾病家族史，如多囊肾；有无肾炎、泌尿道感染、血尿及肾实质病变。

（2）内分泌疾病：发作性血压增高、头痛、出汗、心悸（考虑嗜铬细胞瘤），发作性肌无力和手足搐搦（考虑醛固酮增多症）。

（3）大血管病变：肢冷、无脉。

4. 靶器官损害的主要表现

（1）心脏：心悸、胸痛、呼吸困难、水肿等。

（2）脑：头痛、眩晕、短暂性脑缺血发作（TIA）、视觉障碍、感觉或运动障碍。

（3）肾脏：口渴、血尿、多尿、夜尿。

（4）周围动脉：肢冷、间歇性跛行。

（二）体格检查

（1）血压：多次、反复测量，首次测量应测双臂血压，必要时测四肢血压，同时应测立卧位血压。注意正确操作。

（2）一般状况：身高、体重、面容、神态、体位等。

（3）心与肺：心尖搏动位置、心率、心律、杂音、奔马律、肺部干或湿啰音等。

（4）肝、脾是否肿大，有无腹水、下肢水肿。

（5）动脉搏动、血管杂音、神经系统检查、眼底检查。

（三）实验室检查与辅助检查

1. 常规检查　血常规、尿常规、肾功能（生化）、血糖、血脂、心电图、眼底等检查。

2. 补充检查　血尿酸、尿蛋白定量、胸部 X 线、超声心动图。

3. 进一步检查

（1）确定有无靶器官损害：心、脑、肾功能方面的检查（分期、分度）。

（2）排除继发性高血压：测定血浆肾素、血管紧张素、醛固酮、皮质醇、儿茶酚胺，动脉血管造影，肾和肾上腺 B 超、CT 等。

（四）诊断与鉴别诊断

高血压的确立，排除继发性高血压（含鉴别要点）。

（五）治疗原则

（1）制订合理的治疗方案。

（2）降压治疗：非病因治疗，需长期或终身治疗。

（3）减少靶器官损害。

（4）心血管危险因素的治疗。

（5）高血压急症的处理原则：及时降低血压，控制性降压，合理选择降压药。

（六）病例讨论

患者男性，36 岁。因无明显诱因出现头昏、头痛 1 周就诊，头痛为头顶部胀痛，不剧烈，无恶心、呕吐，无视力障碍，无四肢活动不灵便等。发病前无发热、流涕，无明显疲劳，无头部外伤史，既往无眼耳鼻疾病史。查体：一般情况良好，血压 140/100 mmHg，心、肺无异常体征，腹平软，无压痛、包块，无明显血管杂音；下肢无水肿，四肢脉搏对称存在。既往无心血管疾病病史，父母有高血压病史，且发病较早。

【病史特点】

（1）青年男性，病程短。

（2）头昏、头痛 1 周，无明显诱因。

（3）血压 140/100 mmHg，其余未见异常。

（4）既往无心血管疾病病史，有高血压家族史。

【诊断线索】可以依据两条线索，即头痛和高血压来展开分析。以高血压展开分析比较简明一些。在诊断高血压之前必须确定存在高血压，所以要多次不同日测量患者血压，如超过 3 次血压超过高血压标准方能确定高血压。高血压多数是原发性高血压，但是对于发病年龄小的阵发性高血压、严重高血压、顽固性高血压患者应特别注意寻找继发性高血压因素。

【诊断与鉴别诊断】本例高血压发病年龄小，应注意排除继发性高血压可能。肾性高血压、肾动脉性高血压、内分泌疾病高血压、“白大衣高血压”是比较常见的原因。如果确定是原发性高血压还应进一步对高血压危险分层进行评估。需要鉴别的疾病如下。

（1）肾性高血压：常见的是急性或慢性肾炎，根据肾功能、尿常规、肾脏影像学检查，必要时进行肾脏病理活检等来判断是否存在肾实质病变。

（2）肾动脉狭窄：往往高血压发现早，而且血压增高明显，可以根据肾动脉超声进行初步检查，如需要可进一步行肾动脉造影。年轻女性还要注意大动脉炎或者主动脉缩窄等大血管疾病，但本例患者四肢脉搏对称存在，因此可能性不大。血压增幅不高，且没有腹部血管杂音，故肾动脉狭窄可能性不大。

（3）内分泌疾病：主要是肾上腺疾病包括原发性醛固酮增多症、嗜铬细胞瘤，可以测定血液中相应的激素水平来诊断，再加上肾上腺影像学检查相区别。甲亢往往是收缩压升高，且有全身高代谢表现，本例可能性不大。

（4）“白大衣高血压”：也比较多见，因此应做动态血压监测来鉴别。

【初步诊断】原发性高血压（?）。

【拟进一步检查】

（1）动态血压监测。

（2）血常规、血生化、尿常规，肾素、血管紧张素、醛固酮、甲状腺功能检测。

（3）肾脏B超、肾动脉超声、肾上腺CT检查、头颅CT检查等。

（4）心脏超声、眼底检查、尿蛋白定量等。

【治疗原则】高血压治疗（药物治疗+生活方式改善）。

（徐荣良　王　倩　张　莎）

第六节　稳定型心绞痛

（一）询问病史的重点

1. 胸痛的特点　部位、性质、持续时间、诱发因素、缓解方式、伴随症状、既往病史。

2. 冠心病的危险因素　高血压、糖尿病、高胆固醇血症、抽烟、早发心脑血管病家族史、肥胖、A 型性格。

3. 鉴别问诊

（1）急性心肌梗死疼痛特点改变。

（2）心脏神经官能症：多见于青年女性，多为持续性隐痛等。

（3）消化系统疾病：如反流性食管炎、食管裂孔疝、胆囊炎、胆石症。

（4）神经肌肉骨骼疼痛：颈椎病、肋间神经痛、肋软骨炎。

（二）体格检查

（1）一般情况：应注意血压、面色、表情、体型。

（2）心脏方面：通过视、触、叩、听，注意是否有心脏增大、心脏杂音和心音改变。

（3）肺部：是否有湿啰音，初步判断有无心功能不全。

（4）腹部：注意是否有局部压痛以鉴别诊断。

（三）实验室检查与辅助检查

（1）心电图：可有非特异性 ST－T 改变。

（2）心电图负荷试验：应根据病情需要。

（3）有创检查：冠状动脉造影。

（4）血常规、血生化、凝血、肌钙蛋白、BNP。

（5）腹部超声以利于鉴别诊断。

（四）诊断与鉴别诊断

1. 诊断　根据疼痛特点、心电图改变，必要时行心电图负荷试验、冠状动脉造影等。

2. 鉴别诊断　需与下列疾病鉴别。

（1）消化系统疾病：溃疡、胆道疾病。

（2）循环系统疾病：心肌梗死、心包炎、主动脉夹层、肺栓塞。

（五）治疗原则

1. 一般治疗　休息、饮食、终止诱因。

2. 终止发作

（1）硝酸甘油。

（2）单硝酸异山梨酯。

3. 缓解期治疗

（1）硝酸甘油类：是治疗心绞痛的重点药物。

（2）β 受体阻滞剂：缓解心绞痛症状，注意适应证。

（3）钙通道阻滞剂：改善心肌微循环，减少心绞痛发作次数。

（4）介入治疗。

（六）病例讨论

患者男性，66 岁，因反复活动后胸闷 3 个月就诊。患者 3 个月前于跑步或上楼时出现胸闷不适，休息后好转，胸闷多持续在 3～5 min，含服麝香保心丸有效。既往有高血压病史 5 年，最高血压 160/100 mmHg。有吸烟史 40 年，每天 1 包。既往无糖尿病、高脂血症病史，无冠心病家族史，无慢性支气管炎、哮喘等肺疾病史。查体：一般情况正常，血压 134/64 mmHg，心、肺有异常体征，腹部、四肢无明显异常。平静心电图正常。

【病史特点】

（1）老年男性，缓慢起病，病程较长。

（2）以活动后胸闷发作为主，休息后好转，持续时间短。

（3）体格检查无明显异常。

（4）平静心电图正常。

（5）既往有高血压、长期吸烟史，无肺疾病史。

【诊断线索】活动后胸闷是唯一线索，活动后胸闷常常考虑心肺疾病引起。

【诊断与鉴别诊断】引起胸闷的心肺疾病很多，首先考虑常见病，比如冠心病或者心力衰竭。冠心病的典型表现是心绞痛，但是心绞痛是主观感受，患者可以有不同表述，有些人是胸痛，有些人是胸闷，或表述为难以描述的胸部不适感。关键是劳累后出现短时间的胸闷不适，休息后能迅速缓解，服用抗心绞痛的药物能迅速缓解，说明冠心病心绞痛的可能较大。心力衰竭也会出现劳累后胸闷、气短，但往往是心脏疾病发展到后期的表现，往往有心脏增大、心脏杂音、心房颤动等。该患者体检无心脏阳性体征，不支持。常见的肺疾病有慢性支气管炎、哮喘、支气管扩张、胸膜炎、胸腔积液、气胸、急性严重肺炎等。但往往呼吸困难持续较长时间才能缓解，而且肺部体征阴性不支持肺疾病。除心肺疾病外，严重贫血、焦虑症等也可引起胸闷，但胸闷往往是持续性的。

【初步诊断】

（1）冠心病，稳定型心绞痛。

（2）高血压病（2 级，极高危）。

【拟进一步检查】血常规、血生化、肌钙蛋白、X 线胸片、心电图运动试验、冠状动脉造影或 CT、心脏超声。如心脏检查阴性，再查肺功能。

【治疗原则】

（1）抗血小板治疗（阿司匹林、波立维）。

（2）他汀类药物（阿托伐他汀）。

（3）β 受体阻滞剂或硝酸酯类药物治疗。

（4）降压治疗（氨氯地平）。

（5）冠状动脉介入治疗（必要时）。

（徐荣良　王　倩　许旭东）

第七节 急性冠脉综合征

（一）询问病史的重点

（1）疼痛特点发生变化、疼痛性质、诱因、持续时间，注意不典型症状。

（2）冠心病易患因素：高血压、高血糖和高血脂、抽烟、肥胖。

（3）家属史：直系亲属患病情况。

（4）与其他疾病相鉴别的病史。

（二）体格检查

（1）一般情况：血压、脉搏、面色、神志、体温。

（2）心脏：注意有无杂音、节律整齐与否、心音是否改变。

（3）肺部：湿啰音、呼吸困难。

（4）注意鉴别诊断相关的体检内容。

（三）实验室检查与辅助检查

（1）血液：白细胞、红细胞沉降率、心肌酶谱。

（2）心电图、超声心动图、放射性核素、冠状动脉造影。

（四）诊断与鉴别诊断

1. 诊断　根据典型临床表现、特征性心电图改变及实验室检查做出诊断。

2. 鉴别诊断　需与下列疾病鉴别。

（1）稳定型心绞痛。

（2）心包炎。

（3）急腹症。

（4）急性肺动脉栓塞。

（5）夹层动脉瘤。

（五）治疗原则

（1）一般治疗：监护、休息、饮食、吸氧。
（2）止痛。
（3）控制心律失常。
（4）纠正心力衰竭。
（5）治疗心源性休克。
（6）急诊介入治疗或者溶栓治疗。
（7）抗凝、抗血小板治疗。
（8）恢复期治疗及预防。

（六）病例讨论

患者男性，50 岁，因胸痛 2 h 就诊。患者 2 h 前无明显诱因突发心前区严重闷痛，向左上肢放射，并伴有出冷汗，恶心、呕吐一次，为胃内容物。疼痛持续不能缓解，口服麝香保心丸无效，随即自行到我院急诊。发病前无发热、咳嗽，无剧烈运动，无胸部外伤病史。既往身体健康，无高血压、糖尿病、高脂血症等病史，有吸烟史 30 年，每天 2 包。查体：神清，痛苦病容，略烦躁；血压 110/60 mmHg，呼吸平稳，两肺呼吸音对称、清晰，无干、湿啰音，心率 100 次/min，偶及期前收缩，心音略低钝，无心脏杂音；腹部无异常血管杂音，无其他阳性体征；四肢脉搏对称存在。心电图提示急性下壁心肌梗死，肌钙蛋白阴性。血常规白细胞 10×10^9/L，中性粒细胞比例 80%。血生化血钾 3. 4 mmol/L，其余正常。D -二聚体正常。

【病史特点】

（1）中年男性，起病急。

（2）持续性心前区闷痛伴有出汗、恶心、呕吐。

（3）查体见心音低钝，余未见异常。

（4）心电图提示急性下壁心肌梗死。

（5）既往体健，有长期大量吸烟史。

【诊断线索】胸部闷痛是诊断线索。

【诊断与鉴别诊断】引起胸部闷痛的原因有多种，严重疾病包括心肌梗死、主动脉夹层、肺栓塞、张力性气胸等，最常见的是急性心肌梗死。患者虽然没有高血压、糖尿病、高血脂等疾病，但长期大量吸烟是重要的，也可能是唯一的冠心病危险因素，特别是年龄较轻的中青年。该患者闷痛部位、性质（放射痛）均明显提示心肌缺血性疼痛。而主动脉夹层一般为剧烈撕裂样疼痛，属于锐痛，与心肌梗死的闷痛不同，并且随着夹层的进展而表现为疼痛部位转移，该患者不像。当然有时升主动脉夹层可以累及冠状动脉导致并发急性心肌梗死，这样的情况并不十分少见，应当引起注意，必要时给予胸部 CT 检查。肺梗死引起胸痛的比例大约 20%，一般肺梗死范围较大。诊断依据主要是患者有严重的低氧血症或同时伴有低血压，D－二聚体明显升高。本例患者呼吸平稳，无明显气急，D－二聚体正常一般也能排除肺梗死。严重的张力性气胸也是致命的，但是一般患者有明显的呼吸困难，气管偏向健侧，患侧呼吸音消失，叩诊为鼓音，胸片可以确诊。本例基本可排除。

【初步诊断】冠心病，急性下壁心肌梗死。

【拟进一步检查】冠状动脉造影。

【治疗原则】

（1）抗栓治疗：阿司匹林+氯吡格雷。

（2）止痛治疗：吗啡皮下注射。

（3）心肌再灌注治疗：急诊冠状动脉介入治疗或者溶栓治疗。

（4）他汀类药物治疗。

（5）β 受体阻滞剂。

（6）ACEI 类药物。

（7）戒烟。

（徐荣良　王　倩　许旭东）

第八节 先天性心脏病

（一）询问病史的重点

（1）主要表现为活动后气急，活动耐力下降，部分患者可无明显症状（与分流量大小有关）。

（2）母亲怀孕期间有无病毒感染、服药史。

（3）有无长期发热、栓塞等并发感染性心内膜炎表现。

（4）有无口唇发绀，以判断有无右向左分流及 Eisenmenger 综合征表现。

（二）体格检查

1. 身高、体重、毛发及第二性征　以判断发育情况。

2. 特征性的心脏体征

（1）房间隔缺损：肺动脉瓣区第二心音亢进伴固定性分裂，并可闻及 2~3/6 收缩期喷射性杂音。

（2）室间隔缺损：胸骨左缘第 3、4 肋间闻及（4~6）/6 级全收缩期杂音伴震颤。

（3）动脉导管未闭：胸骨左缘第二肋间闻及连续性机器样杂音，可伴震颤、周围血管征阳性。当出现严重肺动脉高压时，杂音可减弱。

3. 其他　口唇、肢端有无发绀，有无杵状指（趾）。

（三）实验室检查与辅助检查

（1）常规检查：血常规、尿常规、肝肾功能、血糖、X 线胸片、心电图。

（2）超声心动图检查：常可明确诊断及判断缺损大小、分流量。

（3）心导管检查：了解肺血管阻力、计算分流量及除外其他复杂心脏畸形。

（四）诊断与鉴别诊断

体征及超声心动图常可确诊。鉴别诊断如下。

（1）原发性肺动脉高压。

（2）主动脉窦瘤破裂。

（3）合并其他复杂先天性心脏病（如法洛四联症）。

（五）治疗原则

1. 介入治疗

（1）经导管封堵治疗：房间隔缺损（继发孔型）、室间隔缺损、动脉导管未闭。

（2）经皮球囊肺动脉瓣成形术：单纯肺动脉瓣狭窄。

2. 外科手术治疗　视情况而定。

（六）病例讨论

患者女性，18 岁。因入学体检发现心脏杂音就诊。心率 80 次/min，律齐。心前区无隆起，心界无扩大，胸骨左缘第三四肋间可闻及收缩期吹风样杂音 3 级，无细震颤。既往身体健康，体育活动不受限。

【病史特点】

（1）青年女性。

（2）体检发现胸骨左缘第三四肋间可闻及收缩期吹风样杂音 3 级。

（3）既往体健，活动不受限。

【诊断线索】心脏杂音，根据杂音部位、性质等进行分析。

【诊断与鉴别诊断】年轻女性，无症状，只是体检发现明显心脏杂音。根据杂音部位和性质考虑先天性心脏病室间隔缺损可能较大。其他疾病包括梗阻性肥厚型心肌病、房间隔缺损等疾病，心脏超声可以明确鉴别诊断。

【初步诊断】先天性心脏病，室间隔缺损。

【拟进一步检查】心脏超声。

【治疗原则】如果解剖适合可做先天性心脏病介入治疗，否则可采用手术修补缺损。

（徐荣良　王　倩　许旭东）

第九节　心肌炎

（一）询问病史的重点

（1）主要感染及全身症状：上呼吸道感染，发热、困乏，呼吸困难，心悸、胸痛等。

（2）病因方面：如病毒、细菌、物理或化学因素，药物毒性，全身疾病（风湿热、系统性红斑狼疮）。

（二）体格检查

（1）全身感染体征：心力衰竭体征。

（2）注意心音改变：杂音、节律，心包摩擦音，交替脉及肺部啰音等。

（三）实验室检查与辅助检查

（1）血液：白细胞、红细胞沉降率、C 反应蛋白、心肌酶谱、病毒抗体等。

（2）心电图：可出现 ST－T 改变、心律失常、传导阻滞等。

（3）X 线检查、超声心动图及全身疾病所需要的特殊检查。

（四）诊断与鉴别诊断

（1）诊断：病毒性心肌炎常有病毒感染史、心肌炎的症状和体征，病毒血清学检查，排除其他病因。

（2）鉴别诊断：应注意排除甲亢、二尖瓣脱垂综合征及其他疾病，如结缔组织病、血管炎、药物及毒物等引起的心肌炎。

（五）治疗原则

（1）原发疾病的治疗。

（2）营养心肌：维生素、极化液、能量合剂。

（3）对症治疗：如心力衰竭、心律失常、抗病毒治疗。

（4）激素的选用：严格掌握适应证。

（六）病例讨论

患者男性，19 岁，因近日晕厥 2 次就诊。3 天前在出操跑步中发生晕倒，意识丧失，约 1 min 后苏醒，次日早操时又发生一次晕厥。发病时不伴有四肢抽搐、口吐白沫、小便失禁等情况。发病前大约 1 周曾有三天感冒发热，服药后好转。发病后出现胸闷、气短，无胸痛、咳嗽、咳痰及发热。查体：一般情况尚可，呼吸略快，无发绀，心率 40 次/min，血压 110/70 mmHg；颈静脉充盈，可见大炮波，两肺呼吸音清晰，心界无扩大，无心脏杂音，可闻及大炮音。急诊心电图提示三度房室传导阻滞。血常规、尿常规正常，血生化正常。X 线胸片未见异常。

【病史特点】

（1）青年男性，起病急，病程短。

（2）活动中晕厥 2 次，伴有胸闷、气短。发病前有过感冒。

（3）体检发现心率慢，有大炮音，颈静脉有大炮波。

（4）心电图提示三度房室传导阻滞。

（5）既往体健，无心、肺疾病史。

【诊断线索】晕厥、三度房室传导阻滞可以作为诊断线索来分析，但后者更是直接的线索，提示急性心肌损害。

【诊断与鉴别诊断】引起三度房室传导阻滞的原因包括急性和慢性因素，前者主要是急性心肌损伤和药物因素，慢性主要由于传导系统慢性纤维化功能障碍所致，多见于中老年人。急性心肌损伤包括严重心肌缺血、严重心肌炎、外伤和中毒导致的心肌损害及药物不良反应等。患者为青年，既往健康，无服药史，因此冠心病、中毒、外伤、药物等因素可以排除。结合患者发病前有病毒感染史，病毒性心肌炎导致心肌损伤的可能性最大。心脏超声检查能提供更多的心脏病信息，如心脏有无扩大，有无心包积液，心功能是否受损等。急性心肌炎也可以由风湿热、白喉等疾病引起，但在本例临床表现不支持。

【初步诊断】急性病毒性心肌炎。

【拟进一步检查】心肌酶谱、肌钙蛋白、抗“O”检测、C 反应蛋白、红细胞沉降率、心脏超声。

【治疗原则】

（1）休息，心电监护。

（2）必要时给予异丙肾上腺素静滴提高心室率或临时心脏起搏治疗。

（3）给予糖皮质激素治疗，消除炎症和水肿。

（4）给予维生素 C 及心肌营养药物治疗。

（5）如三度房室传导阻滞不恢复，予永久起搏器治疗。

（徐荣良　王　倩　许旭东）

第十节 心肌病

（一）询问病史的重点

（1）发病年龄：见于任何年龄段，中年为多见，男性多于女性。

（2）起病缓慢：早期轻度呼吸困难，易疲劳。

（3）主要临床表现：扩张型心肌病以左心室扩大为主，应注意排除其他疾病所致，早期出现活动耐力下降、心功能不全的表现。肥厚型心肌病主要表现为心前区疼痛、活动后气喘、黑矇、晕厥、心悸等。

（4）家族史：是否有类似疾病或猝死人员。

（二）体格检查

（1）注意一般情况：血压、呼吸困难、颈静脉怒张。

（2）心脏增大：心脏杂音，第三、第四心音，奔马律，心律失常。

（3）心力衰竭征象：肺部啰音，肝、脾肿大，腹水，下肢水肿。

（三）实验室检查与辅助检查

（1）心电图：ST－T 改变、异常 Q 波、心室肥大、心律失常等。

（2）超声心动图：心室腔大小、左心室射血分数降低等。

（3）X 线检查及心肌酶谱检查。

（四）诊断与鉴别诊断

1. 诊断　临床有心脏增大，伴或不伴心律失常和心力衰竭；超声心动图证实有心室腔增大、心脏弥漫性搏动性减弱，并排除其他心脏病。

2. 鉴别诊断

（1）冠心病：中年人有心脏病，若有易患因素如高血脂、高血压、糖尿病，有利于诊断，选择性冠状动脉造影。

（2）高血压性心脏病：有高血压史，有明确的心、脑、肾损害。

（3）风湿性心脏病：杂音在心力衰竭时减弱，心力衰竭控制后反而增强。

（4）心包积液：超声能提示心包有明显液性暗区。

（5）继发性心肌病：如糖尿病性、甲亢性、酒精性等。

（五）治疗原则

1. 一般治疗　限制体力活动，低盐饮食，预防感染。

2. 药物治疗

（1）扩张型心肌病　避免过多输液，减轻心脏负担。洋地黄耐受性差，易中毒，严格掌握剂量。扩血管药物应注意低血压的发生，利尿剂、激素、β 受体阻滞剂均应注意药物的不良反应。

（2）肥厚型心肌病　避免使用增加心肌收缩力及减轻心脏后负荷的药物。早期推荐使用 β 受体阻滞剂，从小剂量开始。钙拮抗剂较适合应用于本病。

3. 并发症治疗　对症治疗。

（六）病例讨论

患者男性，50 岁，因活动后胸闷、气短 20 天，不能平卧 2 天就诊。因家中房屋装修比较劳累而发病。上二楼会感到胸闷、气急，休息后不能完全缓解，近 2 天夜间胸闷加重，不能平卧，需要半卧位才能缓解，伴有咳嗽白痰，无黄痰、发热。查体：半卧位，颈静脉怒张，右下肺叩诊浊音，两肺底少量湿啰音，心脏向左下扩大，心尖部闻及收缩期吹风样杂音 3 级，向腋下传导；肝脏肋下一指，有触痛，质地中等；脾脏不大，腹部移动性浊音阳性，下肢水肿明显，并有腹壁及阴囊水肿。既往无高血压、糖尿病、高血脂病史，无肝炎、肾炎病史，但有20年饮酒史，每天饮白酒250 g。吸烟史20年，每天1包。家族中无类似疾病史。血常规、尿常规无异常，生化检查提示胆红素及谷丙转氨酶轻度升高，肾功能轻度减退，肌酐 126 μmol/L，肌钙蛋白阴性，BNP 2 000 ng/L，X线胸片提示全心增大，右侧中等量积液。心电图提示左心室肥大伴有劳损。

【病史特点】

（1）中年男性，起病较急，病程短。

（2）活动后心悸、气急，逐渐加重伴有夜间不能平卧，水肿明显。

（3）体检发现半卧位，颈静脉怒张，肺底有湿啰音，右下胸叩诊浊音，心脏左下扩大，二尖瓣关闭不全，肝肿大伴有移动性浊音阳性，下肢水肿明显。

（4）检查发现全心增大，有胸腔积液，心电图提示左心室肥大伴劳损，BNP明显增高。肝肾功能轻度损害。

（5）既往无高血压、糖尿病、高血脂病史，无肝炎、肾炎病史，有长期饮酒和吸烟史。

【诊断线索】患者明显的心力衰竭表现是诊断线索，心力衰竭一般都由严重的器质性心脏病引起。

【诊断与鉴别诊断】常见的心力衰竭原因包括冠心病、高血压、心肌病和瓣膜病。本例患者既往无高血压、糖尿病、高血脂等危险因素，仅有吸烟史，平时无心绞痛症状，开始表现为心力衰竭而心电图无心肌梗死或广泛心肌缺血的表现，因此冠心病可能性较小，等心力衰竭好转后行冠状动脉造影鉴别。患者无高血压，因此排除高血压性心脏病。患者有心尖部收缩期杂音，提示二尖瓣关闭不全，是否有瓣膜病值得注意，可以通过心脏超声鉴别。心脏超声检查如未见二尖瓣结构损坏，因此风湿性心脏病、退行性瓣膜病、二尖瓣脱垂等可以排除。最后应考虑扩张性心肌病，该疾病临床较为常见，不明原因全心增大，LVEF 低下，在排除了其他心脏病后即可诊断。患者有长期饮酒史，心脏大、心力衰竭可能也与酒精过量有关系，或许有酒精性心肌病。

【初步诊断】扩张性心肌病（?），酒精性心肌病（?）。

【拟进一步检查】心脏超声，冠状动脉造影。

【治疗原则】

（1）休息，低盐饮食。

（2）利尿剂治疗，补钾。

（3）ACEI 或血管紧张素受体脑啡肽酶抑制剂（ARNI）治疗。

（4）病情稳定水肿消退后给予 β 受体阻滞剂。

（5）如 LVEF 低下给予地高辛。

（6）戒酒。

（徐荣良　王　倩　许旭东）

第十一节 · 心包炎

（一）询问病史的重点

（1）心前区疼痛特点：性质、放射痛、加重因素。

（2）心脏受压症状：气急、上腹胀、发绀、水肿、咳嗽、胸闷、呼吸困难等。

（3）全身症状：发热、乏力、出汗等。

（4）可能病因的病史了解。

（二）体格检查

（1）一般情况：呼吸、脉搏、血压等。

（2）心包摩擦音：是干性心包炎的特征性征象，短暂存在。

（3）心包积液征：心浊音界向两侧扩大，随体位改变，心尖搏动减弱、消失，心音遥远，颈静脉怒张，肝脾大，下肢水肿等。

（4）心包压塞征：心率加快，脉搏细弱，血压下降，可出现休克。慢性心包压塞时，可出现静脉淤血征象。

（三）实验室检查与辅助检查

（1）血液：白细胞、红细胞沉降率、肝肾功能、电解质。

（2）X 线检查：心电图、超声心动图、心导管。

（3）心包穿刺液：行常规、生化、细菌培养、脱落细胞等检查。

（4）心包活检。

（四）诊断与鉴别诊断

（1）诊断：根据心前区疼痛、典型心包摩擦音、心脏浊音界增大，辅以超声心动图确诊不难。

（2）鉴别诊断：主要是引起心包炎的病因鉴别，如非特异性、结核性、肿瘤性、化脓性等。

（五）治疗原则

（1）病因治疗：抗结核、肿瘤化疗、抗感染等。

（2）对症治疗：休息、吸氧、镇痛。

（3）心包积液的处理：心包穿刺（诊断、缓解症状必要时注射药物）。

（六）病例讨论

患者男性，30 岁，因发热 4 天伴胸痛 2 天就诊。患者 4 天前开始不明原因发热，体温 38℃左右，并且伴有心前区疼痛，疼痛呈烧灼样，深呼吸或咳嗽时明显，伴有出汗，近 1 天感到有些胸闷、气短。体格检查：发热病容，颈静脉充盈，心率 110 次/min，心律整齐，心脏无明显扩大，各个瓣膜区未闻及病理杂音，两肺呼吸音清晰；腹部及四肢无异常体征。血常规提示白细胞计数及中性粒细胞比例轻度升高。尿常规正常。血生化正常，肌钙蛋白轻度升高。胸片未见异常。心电图提示除了 aVR 导联的多数导联有 ST 段轻度抬高。

【病史特点】

（1）青年男性，起病急，病程短。

（2）发热、胸痛为主要症状，深呼吸时明显，并且出现胸闷、气短。

（3）心率快，颈静脉充盈，其余无明显异常体征。

（4）心电图提示除 aVR 导联的多数导联 ST 段抬高，肌钙蛋白轻度升高，白细胞轻度升高，胸片未见异常。

（5）既往身体健康，无心、肺疾病史。

【诊断线索】发热、胸痛、心电图多数导联 ST 段抬高可以作为诊断线索。

【诊断与鉴别诊断】胸痛可由 20 多种疾病引起，但是发热伴有胸痛需要考虑的疾病包括肺炎、胸膜炎、急性心包炎、胸部带状疱疹、胸主动脉夹层等，肺炎、胸膜炎一般 X 线胸片会有阳性发现，但本例 X 线胸片无明显异常可排除。带状疱疹开始发作而疱疹未出现时可有发热、一侧胸痛，但皮肤有刺激感，疼痛多在夜间明显，与本例不符合，当然再观察数日看是否有皮疹也可鉴别。另外，病毒感染时一般白细胞不高。主动脉夹层主要表现为剧烈胸痛，呈撕裂样并随着夹层进展而位置转移。只有少数患者出现低热，并且一般出现在胸痛之后，而本例发热出现在胸痛之前。另外，心电图出现除 aVR 导联外多数导联 ST 抬高，往往提示急性心包炎，肌钙蛋白轻度升高提示可能心外膜处心肌有炎症损害。可以做心脏超声检查，看是否有心包积液。如有则更支持急性心包炎。胸部剧烈闷痛或绞痛，心电图有定位性质的

ST 弓背向上的抬高，肌钙蛋白明显升高则提示急性心肌梗死，本例可基本排除。

【初步诊断】急性非特异性心包炎。

【拟进一步检查】心脏超声。

【治疗原则】

（1）休息。

（2）给予非甾体抗炎药。

（3）必要时进行激素治疗。

（4）心包积液量大并有心包压塞时行心包穿刺引流。

（徐荣良　王　倩　许旭东）

附一　中心静脉压测定

中心静脉压是指胸腔内的大静脉（上、下腔静脉胸腔段）压力，数值与右心房压接近（相差不超过 1 mmHg），可用于判断患者血容量、心功能和指导补液治疗。外周静脉由于受静脉瓣或其他机械因素的影响，因此不能准确地反映容量状况或者心功能情况。正常值：6～12 cmH_2O。

（一）适应证

（1）急性循环衰竭。

（2）需大量输血补液治疗或者心功能受损患者补液治疗时。

（3）怀疑心包压塞。

（二）操作方法

（1）患者仰卧位，常规消毒穿刺部位皮肤，铺无菌洞巾。

（2）局部麻醉后穿刺颈内或锁骨下静脉并插管至上腔静脉，或者经股静脉途径至下腔静脉。

(3) 将测压计零点调整到三尖瓣水平（约第四肋间隙腋中线水平）。

(4) 测压时，先旋转三通开关使测压计和输液瓶相通，使测压管内的液体高于预计的静脉压，然后旋转三通开关使测压计和静脉导管相通，待测压管内液体稳定后，读取中心静脉压。

(5) 完成测压后，旋转三通开关使静脉导管和测压计断开，可与输液瓶相通而用于补液。

（三）注意事项

(1) 妊娠晚期中心静脉压可生理性增高 5~8 cmH_2O。

(2) 患者体位、胸腔内压力、导管移位（如进入右心室）、导管堵塞等因素都可能对测压结果产生影响。

(3) 自主呼吸时，应在吸气末读取数值，而正压机械通气时，应在呼气末读取数值。

（徐荣良　王　倩　石建波）

附二　心脏电复律

心脏电复律是指使用除颤仪瞬间发放高能脉冲电流通过心脏，使某些异位快速心律失常或颤动转复为窦性心律。非同步电复律仅用于心室颤动/心室扑动。同步电复律是指通过患者心电图的 R 波触发除颤仪放电，以避免在心脏易损期放电。

（一）适应证

(1) 室性心动过速。

(2) 室上性心动过速。

(3) 心房纤颤。

(4) 心房扑动。

（二）同步直流电复律的步骤

（1）患者仰卧于硬木板床上，监测血氧饱和度，测血压，做心电图以留作对照。

（2）吸氧，开通静脉输液通道，并使复苏抢救设备处于备用状态。

（3）连接好除颤仪，选择同步 6 层湿盐水纱布。将相应的电极板分别置于胸骨右缘第 2、3 肋间和心尖部，紧贴皮肤。每只电极板，检查同步性能是否良好，并充电到所需能量水平。

（4）静脉缓慢注射丙泊酚或地西泮（安定），嘱患者报数直至睫毛反射消失。

（5）电极板应均匀涂以导电糊或垫 4 极板施以 12 kg 的压力。

（6）按下按钮进行放电。

（7）放电后立即听诊心脏并记录心电图，如未能转复可再次进行电击。

（三）注意事项

（1）如果转复为窦性心律，应立即测血压、听心率、记录心电图与术前对照，观察有无 ST 段抬高及 T 波变化。

（2）连续监护，观察患者生命体征及心率、心律情况，直至病情稳定。

（3）注意并发症：心律失常、心肌损伤、低血压、皮肤灼伤、栓塞、急性肺水肿等。

（徐荣良　王　倩　石建波）

附三　心肺复苏

心肺复苏术，简称 CPR，是针对骤停的心脏和呼吸采取的急救技术，为了恢复患者自主呼吸和自主循环。

（一）适应证

主要是各种原因引起的呼吸暂停和循环骤停，包括心脏骤停、心室颤动和心室停搏。

（二）心肺复苏的步骤

（1）首先评估现场环境安全。

（2）意识的判断：用双手轻拍患者双肩，问：“喂！你怎么了？”告知无反应。

（3）检查呼吸：观察患者胸部起伏 5 ~ 10 s（数 1001、1002、1003、1004、1005……），告知无呼吸。

（4）呼救：来人啊！喊医生！推抢救车！除颤仪！

（5）判断是否有颈动脉搏动：用右手中指和示指从气管正中环状软骨划向近侧颈动脉搏动处，告知无搏动（数 1001、1002、1003、1004、1005……判断 5 ~ 10 s）。

（6）松解衣领及裤带。

（7）胸外心脏按压：两乳头连线中点（胸骨中下 1/3 处），用左手掌跟紧贴患者的胸部，两手重叠，左手五指翘起，双臂伸直，用上身力量用力按压 30 次（按压频率至少 100 次/min，成人按压深度至少 5 cm）。

（8）打开气道：仰头抬颌法。口腔无分泌物，无假牙。

（9）人工呼吸：应用口对口人工送气，正常吸气后以手指夹闭双侧鼻孔，每次送气 400 ~ 600 mL，持续向口腔吹气 1 s 以上，保证有足够量的气体进入并使胸廓起伏。

（10）持续 2 min 的高效率 CPR：以心脏按压：人工呼吸为 30：2 的比例进行，操作 5 个周期（心脏按压开始送气结束）。

（11）判断复苏是否有效（听是否有呼吸音，同时触摸是否有颈动脉搏动）。

（12）整理患者，进一步生命支持。

（三）注意事项

（1）口对口吹气量不宜过大，一般不超过 1 200 mL，胸廓稍起伏即可。吹气时间不宜过长，过长会引起急性胃扩张、胃胀气和呕吐。吹气过程要注意观察患（伤）者气道是否通畅，胸廓是否被吹起。

（2）胸外心脏按压术只能在患（伤）者心脏停止跳动下才能施行。

（3）口对口吹气和胸外心脏按压应同时进行，严格按吹气和按压的比例操作，吹气和按压的次数过多和过少均会影响复苏的效果。

（4）胸外心脏按压的位置必须准确。不准确的操作容易损伤其他脏器。按压的力度要适宜，力度过大或过猛容易使胸骨骨折，引起气胸、血胸；按压的力度过轻，胸腔压力小，不足以推动血液循环。

（5）施行心肺复苏术时应将患（伤）者的衣扣及裤带解松，以免引起内脏损伤。

（石建波　许旭东）

第二章　呼吸系统疾病

第一节　慢性阻塞性肺疾病及肺心病

（一）询问病史的重点

1. 症状及时间　咳、痰、喘、劳力性呼吸困难，是否至少连续2年发作，每年持续是否至少达3个月，与季节和气候是否有关。

2. 诱因　感冒、受凉、劳累。

3. 排除其他疾病

（1）肺部疾病：肺结核、矽肺、肺癌。

（2）支气管疾病：哮喘、支气管扩张。

（3）心脏疾病。

（4）鼻、咽部疾病。

4. 并发症　神志改变、体重下降、营养不良和骨骼肌功能障碍等。

（二）体格检查

1. 肺部体征　视：胸部过度膨胀、前后径增大、剑突下胸骨下角增宽及腹部膨凸等，常见呼吸浅快，重症可见缩唇呼吸、胸腹矛盾运动。触：双侧语颤减弱。叩：肺部过清音，肺下界下降。

听：两肺呼吸音减弱，呼吸时间延长，部分患者可闻及湿啰音和（或）干啰音。

2. 心脏体征　肺心病时有右心室增大体征，心尖搏动位置，P_2 与 A_2 关系，三尖瓣杂音。

3. 肺外体征　杵状指、发绀、双下肢水肿、肝颈回流征。

（三）实验室检查与辅助检查

（1）常规检查：肺功能检查、胸部X线/CT检查、血气分析。
（2）补充检查：血常规、痰培养、肝肾功能等。
（3）进一步检查：心电图、心脏超声。

（四）诊断与鉴别诊断

（1）COPD的诊断标准：$FEV_1/FVC\% < 70\%$（吸入支气管扩张剂后），同时要排除其他具有咳、痰、喘的疾病。

（2）COPD病理分型：慢性支气管炎型（BB型）、肺气肿型（PP型）。

（3）COPD分期：急性加重期（AECOPD）、稳定期。

（4）稳定期COPD患者病情严重程度综合评估：A、B、C、D四组（见下表）。

患者综合评估分组		mMRC分级或CAT评分（症状）	
		0~1级或<10分	≥2级或≥10分
上一年急性加重次数（风险）	≤1	A组	B组
	≥2	C组	D组

（5）肺心病与其他心脏病：如与冠心病、高血压性心脏病的关系，是否并存。

（五）并发症

（1）肺气肿的并发症：自发性气胸。

（2）肺心病的并发症：肺性脑病、酸碱失衡及电解质紊乱、心律失常、休克、DIC、肾功能衰竭。

（六）治疗原则

（1）控制感染：有效的抗生素。

（2）解痉平喘。

（3）止咳化痰。

（4）呼吸支持：持续低流量吸氧，长期家庭氧疗，必要时进行机械通气。

（5）并发症的防治。

（6）呼吸衰竭、心力衰竭的治疗：右心衰与左心衰的异同。

（七）病例（小组讨论）

患者男性，58岁。咳嗽、咳痰20年，加重1周。20年来每年冬季咳嗽、咳痰，痰量少，白色黏状，伴有气短，1周前受凉，上述症状加重，气急明显，痰呈黄色脓性，不易咳出。吸烟史20年，每日10支，其父因“肺气肿”病故。体格检查：无发绀，两侧呼吸运动对称，叩诊两肺清音，双肺可闻及哮鸣音和湿啰音，心率104次/min，律齐，各瓣膜听诊区未闻及病理性杂音。辅助检查：血常规示白细胞11.2×10^{9}/L，中性粒细胞比例84%，淋巴细胞比例16%；X线胸片示两肺纹理紊乱、增多。

请分析讨论患者的病史特点、初步诊断、鉴别诊断、易误诊的原因及治疗要点。

（赵立军 武 宁 焦 洋 方 晨）

第二节 支气管哮喘

（一）询问病史的重点

（1）症状：反复发作的伴有哮鸣音的呼气性呼吸困难。

（2）诱因：气候、呼吸道感染、运动、精神和心理因素、微量元素缺乏、药物等。

（3）既往治疗史：所用药物的疗效及副作用。

（4）家族史。

（二）体格检查

（1）胸部：哮鸣音、呼吸频率。

（2）其他：大汗、发绀、奇脉、神志改变。

（三）实验室检查与辅助检查

（1）诱导痰的嗜酸性粒细胞计数、血常规、胸部X线/CT检查、动脉血气（$PaCO_2$、PaO_2）、血IgE。

（2）肺功能：FEV_1、$FEV_1/FVC\%$、PEF、支气管舒张试验阳性。

（3）特异性变应原检测。

（四）诊断与鉴别诊断

（1）慢性阻塞性肺疾病：以感染为主，咳嗽、咳痰伴喘息，多见于中老年人。

（2）心源性哮喘：有心脏病史、左心衰表现、心脏病体征。

（3）气管、支气管狭窄：吸气性呼吸困难。

（五）治疗原则

1. 消除病因　脱离过敏原。

2. 急性发作期　缓解性药物。

3. 非急性发作期　控制性药物。

4. 危重症哮喘的处理

（1）维持水、电解质及酸碱平衡。

（2）解痉平喘：静脉糖皮质激素（首选），静脉茶碱类药物。

（3）呼吸支持：必要时机械通气，呼吸机模式常选择控制性低潮气量辅助呼吸或压力支持。

（六）病例讨论

患者女性，26 岁。阵发性气喘 10 年，发作 3 天。10 年前因装修新居接触油漆后感咽部不适，继而咳嗽、气喘，经治疗后缓解。此后，接触油漆、汽油等即诱发气喘。曾做支气管舒张试验：FEV_1 增加为 260 mL，增加率为 23%。3 天前曾患上呼吸道感染，继而咳嗽、咳黄痰，发热 38.5℃，并逐渐出现气喘，不能平卧。母亲患有哮喘。体格检查：端坐位，两肺呼吸音低，闻及广泛哮鸣音，两肺底细湿啰音。血常规：白细胞 $11.6\times10^9/L$，中性粒细胞比例 86%，淋巴细胞比例 14%。X 线胸片示两肺纹理增多。心电图正常。吸入沙丁胺醇 200μg 后，峰流速为正常预值的 62%，动脉血气分析：pH 7.53，$PaCO_2$ 43 mmHg，PaO_2 64 mmHg（吸空气）。

请分析病例，说出该患者的病史特点、初步诊断、鉴别诊断、易误诊的原因及治疗要点。

【病史特点】

（1）青年女性，发病 10 年，发作性喘息。诱因是接触油漆、汽油等，有明显诱因。

（2）春秋季节发作。

（3）年幼时有皮肤湿疹，母亲患有哮喘。

（4）端坐位，呼吸促，两肺叩诊稍呈过清音，呼吸音低，哮鸣音广泛，两下肺伴细湿啰音。

（5）辅助检查：支气管舒张试验（+），血白细胞总数及中性粒细胞计数增高，胸片示两肺纹理增多。峰流速为正常预计值的62%。动脉血气分析：pH 7.53，$PaCO_2$ 43 mmHg，PaO_2 64 mmHg（吸空气）。

【初步诊断】

根据上述特点，可诊断为支气管哮喘（急性发作期，中度发作）。

支气管哮喘根据发作情况可分为缓解期、非缓解期、非急性发作期和急性发作期，本病例属急性发作期。急性发作期患者，根据症状、体征、肺功能、动脉血气分析，分为轻、中、重和危重四度，本病例属于中度发作。支气管哮喘可引起气胸、纵隔气肿、肺不张、呼吸衰竭等并发症。本例的病史中尚未见上述并发症的征象。

【鉴别诊断】

结合临床资料应与以下疾病相鉴别。

（1）慢性阻塞性肺疾病：以咳嗽、咳痰起病，发病年龄较大，冬季易发作，往往有吸烟史，也有气喘症状，肺部可有哮鸣音，吸入支气管解痉剂后效果不如哮喘显著。与本例不符。

（2）心源性哮喘：以左心功能不全为主要表现，老年人多见，大多数由高血压、冠心病、二尖瓣狭窄等引起。典型发作以夜间阵发性气急、胸闷、肺部听诊有哮鸣音等为主要表现。可咳粉红色泡沫样痰，脉搏细弱频数，心界向左下扩大，心尖部奔马律，双肺底有湿啰音。与本例不符。

（3）支气管肺癌：病史较短，咳嗽、痰少，痰中带血，肿瘤阻塞气管内径一半以上可出现胸闷、气短、憋气，往往为吸气性呼吸困难，肺部局限性哮鸣音。病情进行性进展，对支气管解痉剂反应差，一般无过敏性疾病病史和家族性哮喘史。与本例不符。

【易误诊的原因】

(1) 哮喘合并气胸：支气管哮喘合并气胸后，气喘往往加重，并有发绀、胸闷和胸痛。对支气管扩张剂反应明显减弱。由于双肺广泛过度充气，气胸体征可能并不明显，可通过 X 线胸片证实。

(2) 以咳嗽为主要表现的哮喘：少数哮喘患者无气喘症状，肺部也无哮鸣音。表现为经久不愈的咳嗽，往往误诊为慢性支气管炎，按常规止咳、化痰和抗生素治疗后疗效不佳，按哮喘治疗有效。

【治疗要点】

(1) 控制急性发作：① 寻找急性发作的诱因并做相应处理。急性发作往往由某些诱因激发，如肺部感染、利尿后呼吸道失水、接触过敏原等。本病例发作可能与呼吸道感染有关，可静脉滴注抗生素以控制感染。② 合理应用平喘药。根据发作的轻重程度选择平喘药。本病例为中度发作，可口服氨茶碱，并雾化吸入 β_2 受体激动剂和糖皮质激素，也可合并吸入胆碱能受体阻断剂。③ 控制并发症。哮喘发作期可能合并酸碱紊乱、电解质平衡失调、低氧血症、脱水、气胸、纵隔气肿等，应及时纠正。本病例尚未见上述并发症。

(2) 防止复发：哮喘是一种慢性气道炎症性疾病，急性发作控制后仍应坚持治疗，以防止复发。① 与患者共同分析发作情况及生活、工作环境，制订长期防治计划；② 坚持每天测峰流速，监测肺功能变化，并记哮喘日记；③ 吸入维持剂量糖皮质激素；④ 避免接触哮喘激发因素；⑤ 采用特异性变应原的免疫方法。

本例为典型支气管哮喘患者，根据此例可了解支气管哮喘的诊断、治疗和预防。

(赵立军　武　宁　焦　洋　方　晨)

第三节 · 支气管扩张

（一）询问病史的重点

1. 症状

（1）持续或反复咳嗽、咳痰：痰的量、性状、气味，是否分层。

（2）咯血：量、色及与痰的关系，区分干性支气管扩张。

2. 既往史

（1）儿童期的麻疹、百日咳、肺部感染。

（2）既往肺结核等。

3. 诱发因素　吸烟、受凉、劳累。

4. 先天因素　囊性肺纤维化、原发纤毛不动综合征、丙种球蛋白低下、α 抗胰蛋白酶缺乏等。

（二）体格检查

（1）一般状况：体重、神志、面容（贫血貌）、杵状指。

（2）肺部体征：局限性湿啰音、干啰音、桶状胸。

（3）心脏体征：肺心病体征。

（三）实验室检查与辅助检查

（1）常规检查：胸部 X 线/CT 检查、血清免疫球蛋白、肺功能、痰培养+药敏、血常规。

（2）进一步检查：纤维支气管镜、支气管碘油造影（现已少用）。

（四）诊断与鉴别诊断

鉴别先天性肺囊肿、慢性肺脓肿、支气管肺癌等。

（五）治疗原则

（1）治疗基础疾病：丙种球蛋白低下、支气管内膜结核等。

（2）控制感染：全身和局部抗生素应用。

（3）改善气流受限。

（4）加强支气管引流：祛痰剂、体位引流或经纤维支气管镜冲洗。

（5）免疫调节剂。

（6）咯血的治疗。

（7）外科治疗：手术适应证。

（六）病例（小组讨论）

患者男性，28岁。反复咳嗽、咳痰10年，加重伴发热1周，咯血1天。患者咳嗽、咳痰已10年，痰量逐年增多，咳黄色脓痰，有时带有腥味，每日可达200 mL左右。间断发热，有时可达39℃，有时仅为低热。10年中共咯血13次，有时为痰中带血，有时每天10余口，有时400 mL/d。近1周来因受凉咳嗽、咳痰加重，黄脓痰，黏稠，量骤增，发热38.9℃，入院前1天咯血100 mL。年幼时患有百日咳。体格检查：浅表淋巴结未触及；颈静脉无怒张，气管居中；胸廓对称，肋间隙无增宽，呼吸运动正常，触觉语颤正常，两肺叩诊清音，左下肺可闻及湿啰音；心率100次/min，律齐，各瓣膜区未闻及杂音；腹软，全腹无压痛，肝脾肋下未触及；无杵状指（趾）。血常规示白细胞12.5×10^9/L，中性粒细胞比例82%。X线胸片示心影正常，左下肺纹理增粗、紊乱、收缩，间有“轨道”征，并有斑片状阴影。高分辨率CT示左肺下叶圆形或卵圆形薄壁低密度阴影。支气管壁增厚，周围不规则斑点状高密度炎性阴影。心电图正常。

请讨论分析该患者的病史特点、初步诊断、鉴别诊断、易误诊的原因及治疗要点。

（赵立军　焦　洋　方　晨）

第四节　肺部感染性疾病

（一）询问病史的重点

（1）症状：咳嗽、咳痰、咯血、胸痛、发热。

（2）诱因：受凉、疲劳。

（3）伴随症状：恶心、呕吐、腹痛、腹泻。

（4）并发症：气胸、脓胸、感染性休克。

（5）基础病：是否存在免疫功能低下（长期服用激素或免疫抑制剂，糖尿病，风湿或免疫性疾病等）。

（二）体格检查

（1）全身体征：体温、脉搏、血压、神志。

（2）局部体征：叩诊浊音、语颤增强、支气管呼吸音、湿啰音。

（3）伴随体征：口周疱疹。

（三）实验室检查与辅助检查

（1）常规检查：血常规、胸部X线/CT、痰及血细菌（真菌）培养+药敏。

（2）进一步检查：经纤维支气管镜留取肺泡灌洗液查找病原菌或穿刺肺组织行病理学检查。

（四）诊断

（1）解剖：大叶性肺炎、小叶性肺炎、间质性肺炎。

（2）病因：细菌、非典型病原体、病毒、真菌、其他病原体、理化因素。

（3）环境：社区获得性肺炎（CAP）、医院获得性肺炎/呼吸机相关性肺炎（HAP/VAP）。

（4）确定肺炎诊断后，应评估严重程度，进一步明确病原体。

（五）鉴别诊断

肺癌伴阻塞性肺炎、肺结核、肺不张、非感染性的肺部浸润。

（六）治疗原则

1. 一般性治疗　休息、饮食。

2. 对症处理　退热、止咳、化痰。

3. 抗生素治疗　根据不同的发病场所，是否存在铜绿假单胞菌的危险因素，选择不同的抗感染药物。根据药敏试验结果，选择抗菌药物。

4. 感染性休克治疗

（1）液体复苏。

（2）血管活性药物的应用。

（3）控制感染。

（4）小剂量糖皮质激素的应用。

（5）纠正水、电解质和酸碱紊乱。

（七）病例（小组讨论）

患者男性，23 岁。发热、咳嗽 3 天。3 天前淋雨受凉后突发寒战、高热、咳嗽、咳黄痰，伴有右侧胸痛，并出现疲乏、头痛、全身肌肉酸痛，遂收治入院。体格检查：

稍气促，体温 39.5℃，心率 110 次/min，呼吸 26 次/min，血压 105/60 mmHg；口唇可见疱疹，咽部充血，颈软，胸廓无畸形，胸壁无压痛，右下肺叩诊稍浊，触觉语颤增强，右下肺可闻及湿啰音和支气管呼吸音，语音传导增强，未闻及胸膜摩擦音；心浊音界未扩大，心律齐，各瓣膜听诊区未闻及病理性杂音，血常规：白细胞 18×10^9/L，中性粒细胞比例 92%，淋巴细胞比例 8%。X 线胸片：肺纹理增多，右下肺可见大片均匀致密阴影。痰直接涂片：革兰阳性成对球菌。动脉血气：pH 7.36，$PaCO_2$ 40 mmHg，PaO_2 53 mmHg（吸空气）。

请分析讨论该患者的病史特点、初步诊断、鉴别诊断及治疗要点。

（赵立军　武　宁　焦　洋　方　晨）

第五节　支气管肺癌

（一）询问病史的重点

（1）原发灶症状：咳嗽、咯血、胸痛、呼吸困难、上腔静脉阻塞综合征、Horner 综合征。

（2）转移灶症状：骨转移（扁骨为主）症状及颅内转移的神经症状。

（3）非转移性肺外表现（副肿瘤综合征）：内分泌综合征、骨骼-结缔组织综合征、血液学异常及其他。

（4）相关因素：吸烟史、慢性肺部疾病史、家族史、职业。

（二）体格检查

（1）一般状况：消瘦、低热、贫血。

（2）肺部体征：局限性哮鸣音、胸腔积液。

（3）转移体征：骨压痛、病理征、肝区叩痛。

（4）非转移性肺外表现：杵状指、男性乳房发育、库欣综合征、骨关节肥大。

（三）实验室检查与辅助检查

1. 常规检查　胸部 X 线/CT 检查、纤维支气管镜、血常规、肿瘤标志物、痰脱落细胞。

2. 进一步检查

（1）明确诊断：病理学检查（穿刺、纤维支气管镜、胸腔镜、外科手术）。

（2）有无转移：骨 ECT、头颅 MR、腹部盆腔 B 超或 CT、PET－CT。

（四）诊断与鉴别诊断

完整诊断包括位置、组织病理、分子病理和分期。需与下列疾病鉴别。

（1）肺结核：发热、盗汗、结核杆菌 PCR、OT 试验。

（2）支气管扩张咯血：病程长，无肺部肿块。

（3）良性肿瘤：病程长，CT 示肿块边缘光滑。

（4）肺炎性假瘤：常有肺炎史，周边光滑。

（5）肺转移癌：多发，有原发病证据。

（五）治疗原则

（1）手术治疗：是早期肺癌的最佳治疗方法。

（2）药物治疗：包括化疗、靶向治疗、免疫检查点抑制剂治疗及中医药治疗等。

（3）放射治疗：根治性放疗、姑息性放疗、辅助放疗、新辅助放疗、预防性放疗。

（4）介入治疗：支气管动脉灌注化疗、经纤维支气管镜/经皮介入治疗。

（六）病例（小组讨论）

患者男性，72岁。干咳、痰中带血2个月。患者2个月前感冒后，出现干咳，咳少许白痰，偶有血丝痰，经抗生素治疗无效而收住院。吸烟指数600年支，偶饮酒。体格检查：消瘦，浅表淋巴结未触及肿大，气管居中，胸廓桶状，两肺无干、湿啰音，心率86次/min，律齐，无杂音；腹平软，肝脾肋下未触及；两下肢无水肿。实验室检查：白细胞16.0×10^9/L，中性粒细胞比例85%，痰找癌细胞3次阴性，痰找抗酸杆菌3次阴性，痰培养无致病菌生长，PPD（+）。胸部CT示右肺门上方肿块3 cm×4 cm，分叶状，密度均匀，无空洞形成，肺门及纵隔淋巴结无肿大。纤维支气管镜检查示隆突尖锐，左上叶前段支气管开口见新生物，活检报告为鳞癌。胸部CT示肺门和纵隔淋巴结不肿大。颅脑MRI和骨扫描未见转移灶。

请分析讨论该患者的病史特点、初步诊断、鉴别诊断及治疗要点。

（赵立军　焦　洋　方　晨　王一然）

第六节　肺栓塞

（一）询问病史的重点

（1）起病时间：多为急性起病，慢性病程者可不明显。

（2）危险因素：① 遗传性危险因素包括抗凝血酶缺乏，蛋白S、蛋白C缺乏；② 获得性危险因素包括高龄、恶性肿瘤、口服避孕药、静脉血栓史、创伤/骨折术后、化疗、长途旅行等。

(3) 症状：胸闷、气促、胸痛、晕厥、烦躁、咯血、咳嗽。典型者表现为“呼吸困难、胸痛及咯血”三联征，少部分患者症状隐匿。如有下肢深静脉血栓，可表现为患肢肿胀、疼痛。

（二）体格检查

(1) 呼吸系统体征：呼吸急促、胸闷、胸痛。

(2) 循环系统体征：心动过速、低血压或休克、颈静脉充盈、肺动脉瓣区第二心音亢进或分裂、三尖瓣区收缩期杂音。

(3) 其他：可伴发热。

(4) 深静脉血栓（DVT）体征：患肢肿胀、周径增粗。

（三）实验室检查与辅助检查

(1) 生命体征：血压、血氧饱和度。

(2) 疑诊检查：血浆 D-二聚体、心电图、超声心电图、心肌损伤标志物、动脉血气、下肢深静脉检查。

(3) 确诊检查：CT 肺动脉造影、放射性核素通气/血流灌注、肺动脉造影。

(4) 求因检查：进一步明确有无 DVT，寻找发生血栓的诱发因素。

（四）诊断与鉴别诊断

1. 急性肺血栓栓塞（PTE）

(1) 高危 PTE：休克、低血压。

(2) 中危 PTE：血流动力学稳定，但存在右心功能不全和（或）心肌损伤。

(3) 低危 PTE：血流动力学稳定，无右心功能不全和心肌损伤。

2. 慢性血栓栓塞性肺动脉高压　呼吸困难、乏力、运动耐量下降，影像、右心导管、超声心动图检查可明确。与冠心病、肺炎、主动脉夹层，以及表现为胸腔积液、晕厥、休克的疾病相鉴别。

（五）治疗原则

急性肺栓塞需早期诊断、早期干预，根据患者危险度分层选择合适的治疗方案和疗程。

（1）对症支持：吸氧、生命体征监护，适当镇静、止痛、镇咳，必要时升压治疗。

（2）抗凝治疗：普通肝素、低分子量肝素、磺达肝癸钠、华法林、新型口服抗凝药物。

（3）溶栓治疗：适用于高危 PTE 及部分中危 PTE，注意溶栓禁忌证。

（4）介入治疗：肺动脉导管碎解和抽吸血栓、放置腔静脉滤器。

（5）手术治疗：肺动脉血栓摘除术、肺动脉血栓内膜剥脱术。

（六）病例（小组讨论）

患者女性，39 岁，因“胸闷、气促，伴晕厥 3 天，再发加重 1 天”入院。患者于 3 天前无明显诱因出现胸闷、气促，活动后上述症状加重，病程中晕厥 1 次。无发热、咳嗽、咯血、胸痛等症状。2 天前因上述症状加重，就诊当地医院，实验室检查示 BNP 130.83 ng/L、cTnI 0.915 μg/L、D-二聚体 3.73 mg/L；心电图示窦性心动过速，异常电轴右偏。考虑诊断急性冠脉综合征，予以抗血小板、抗凝、扩冠治疗。1 天前患者胸闷、气促加重，血压下降。查体示血压 86/58 mmHg、SO_2 92%（4 L/min）；血气分析示 pH 7.42、PO_2 54.5 mmHg、PCO_2 30.7 mmHg；床旁心脏超声示右心房增大，肺动脉收缩压 81.13 mmHg。予以多巴胺升压。入院后查血常规示白细胞 11×10^9/L、中性粒细胞比例 85.9%、血红蛋白 111 g/L、血小板（PLT）161×10^9/L；凝血功能示 PT 14.5 s、APTT 27.2 s、D-二聚体 3.47 mg/L、cTnI 0.433 μg/L、BNP 273.89 ng/L；

心电图示窦性心律、长 QTc 间期、电轴右偏；肺动脉 CTA 示左右肺动脉分支多发肺栓塞，右肺为著，左上肺渗出，建议治疗后复查，右中肺实性小结节。

请分析讨论该患者的病史特点、初步诊断、鉴别诊断及治疗要点。

（焦　洋）

第七节 · 呼吸衰竭

（一）询问病史的重点

1. 基础疾病　气道阻塞性疾病、肺实质浸润性疾病、肺水肿性疾病、肺血管疾病、胸壁与胸膜疾病、神经肌肉系统疾病。

2. 缺氧伴或不伴二氧化碳潴留症状

（1）导致呼吸衰竭的基础疾病及临床表现。

（2）低氧血症：呼吸困难、发绀。

（3）中枢神经系统：精神或神经症状、“肺性脑病”。

（4）循环系统：心悸、循环衰竭、外周血管扩张、右心衰症状。

（5）消化系统：纳差、黑便、呕血。

（6）其他系统：少尿或无尿、球结膜水肿、昼夜颠倒。

（二）体格检查

（1）呼吸衰竭体征：神志，呼吸频率、节律，有无发绀、三凹征、胸腹矛盾运动。

（2）基础疾病体征：桶状胸（COPD）、脑卒中（偏瘫）、下肢软瘫（吉兰-巴雷综合征）。

（3）诱发因素体征：发热伴肺部湿啰音（肺部感染），单侧胸廓饱满，呼吸音低下或消失伴叩诊鼓音（气胸）/浊音（胸腔积液）。

（4）并发症体征：神经系统体征，昏迷、谵妄、粗震颤或扑翼样震颤，循环衰竭体征，体循环淤血体征。

（5）合并症体征：贫血、高血压、脑梗死后遗症表现等。

（三）实验室检查与辅助检查

（1）常规检查：血常规、肾功能、肝功能、胸部 X 线/CT 检查、心电图、动脉血气分析。

（2）补充检查：肺功能、超声心动图。

（3）进一步检查：多导睡眠监测、肺动脉 CTA、头颅 MR、脑脊液穿刺检查。

（四）诊断与鉴别诊断

动脉血气分析对诊断的确定。

（1）Ⅰ型呼吸衰竭：血气特点是 PaO_2<60 mmHg，$PaCO_2$ 正常或减低。

（2）Ⅱ型呼吸衰竭：血气特点是 PaO_2 < 60 mmHg，$PaCO_2$ > 50 mmHg。

（五）治疗原则

1. 氧疗　伴高碳酸血症时持续低流量吸氧，长期家庭氧疗。

2. 减少呼吸做功

（1）解除支气管痉挛：解痉药物应用。

（2）减少分泌物：药物及物理手段。

（3）控制感染：有效抗生素应用。

3. 心力衰竭的治疗　以利尿为主。

4. 维持酸碱平衡　纠正水、电解质紊乱。

5. 正压机械通气与体外膜式氧合（ECMO）　方式、时机、方法，以及撤机时机和适应证。

（六）病例（小组讨论）

患者男性，66 岁。咳嗽、咳痰伴气促 20 年，心悸、气短3年。反复咳嗽、咳痰伴气促20年，冬季易发作，每年持续2~3个月。咳嗽以早晚重，咳白色泡沫样痰，有时为黄痰，经常服用抗生素和止咳、化痰药物，2~3年来症状加重，发作时出现心悸、呼吸困难，夜间不能平卧。吸烟史30年，每日10支。体格检查：端坐呼吸，口唇发绀，颈静脉怒张，桶状胸，肋间隙增宽，两肺叩诊过清音，双肺呼吸音低，可闻及散在较多干、湿啰音；心尖搏动位于剑突下，心率120次/min，律齐，心音遥远，三尖瓣区闻及2级收缩期吹风样杂音，P2>A2；肝颈静脉回流征阳性，双下肢凹陷性水肿，无杵状指(趾)。实验室检查血常规：白细胞14×10^9/L，中性粒细胞比例86%，淋巴细胞比例14%。血钾4.2 mmol/L，血钠136 mmol/L，血氯100 mmol/L。X线胸片示两肺透亮度增高，纹理多呈网状，肋间隙增宽，右下肺动脉干横径18 mm，右前斜位肺动脉圆锥突起。心电图示窦性心动过速，肺型P波，电轴右偏+120°。动脉血气：pH 7.35，$PaCO_2$ 54 mmHg，PaO_2 42 mmHg（吸空气）。

请分析讨论该患者的病史特点、初步诊断、鉴别诊断、易误诊的原因及治疗要点。

（赵立军　焦　洋　方　晨）

第八节 · 胸腔积液

（一）询问病史的重点

1. 确定有无胸腔积液

（1）起病方式：隐匿性起病，急性起病。

（2）症状：胸闷、气急、胸痛等是胸腔积液的主要症状。注意询问胸痛的性质，不同的胸痛方式提示不同的疾病可能，如结核性胸膜炎胸痛开始时较为剧烈，而胸腔积液增加后，脏层胸膜和壁层胸膜分离，胸痛反而减轻；肿瘤性胸腔积液胸痛为持续性，胸腔积液增加不能减轻胸痛程度。

（3）伴随症状：如发热、盗汗等常提示结核可能；咳嗽、咯血提示肺癌可能；腹水、双下肢水肿提示肝脏疾病可能；全身水肿、少尿提示肾脏疾病可能。

2. 鉴别诊断要点

（1）渗出性胸腔积液

1）感染性：结核（发热、盗汗）、细菌感染（高热）、病毒感染（上感）、寄生虫感染（流行病学）。

2）肿瘤：肺癌胸膜转移（咳嗽、咯血）、肺外肿瘤胸膜转移（原发灶症状）、胸膜间皮瘤（持续性胸痛）。

3）结缔组织疾病：皮肤、关节及肾脏损害。

4）创伤性：外伤史。

5）其他：尿毒症、心肌梗死、胰腺炎、肺栓塞、上腹部术后。

（2）漏出性胸腔积液

1）慢性充血性心衰（心衰症状）。

2）肝硬化（肝炎病史、腹水）。

3）肾病综合征（三高一低）。

4）黏液性水肿（全身症状及特殊面容）。

（二）体格检查

1. 局部体征

（1）少量胸腔积液：胸膜摩擦音。

（2）中等量胸腔积液

1）视诊：患侧胸廓饱满，呼吸运动减弱。

2）触诊：患侧语颤减弱或消失。

3）叩诊：患侧浊音或实音。

4）听诊：患侧呼吸音减弱或消失。

（3）大量胸腔积液：胸腔积液体征更加明显，气管和心浊音界向健侧移位。

2. 全身体征 心脏、肝脾体征，腹水体征，全身水肿。

3. 鉴别诊断

（1）胸膜增厚：患侧胸廓下陷。

（2）胸腔积液伴同侧肺不张：气管移向患侧。

（3）液气胸：患侧同时有胸腔积液和气胸的体征。

（三）实验室检查与辅助检查

1. 常规检查 肝功能、肾功能、BNP、胸部 X 线、尿常规、胸腔积液常规及生化。

2. 胸腔积液检查

（1）区分渗出性和漏出性：胸腔积液常规、生化、ADA 及血生化。Light 标准：① 胸腔积液/血清蛋白>0.5；② 胸腔积液/血清 LDH>0.6；③ 胸腔积液 LDH>血清 LDH 正常值上限的 2/3。

（2）病因检查：肿瘤标志物、ADA、抗酸杆菌、脱落细胞。

（3）特殊检查：乳糜试验（乳糜胸）、pH、病原体培养（脓胸）、类风湿因子、狼疮细胞、抗核抗体（结缔组织病）。

3. 超声波检查 鉴别胸腔积液、胸膜增厚，并可为胸腔穿刺引流定位。

4. 胸膜活检或胸腔镜检查 明确病因，因胸腔镜阳性率高，有条件可选择胸腔镜检查。

5. 胸部 CT 明确肺及胸腔病变影像学改变。

（四）诊断与鉴别诊断

首先区分渗出性和漏出性胸腔积液，在此基础上再进行病因查找。

（五）治疗原则

1. 对因治疗　治疗原发病。

2. 对症治疗

（1）胸膜腔穿刺术：第一次抽液一般不超过 700 mL，以后每次一般不超过 1 000 mL；如为脓胸，每次则尽量抽尽。抽液过程中注意控制抽液速度，防止发生复张性肺水肿。

（2）胸腔闭式引流：适合于一次抽液不能抽尽的患者。

（3）胸膜腔内局部注射药物：根据病因不同，可引流完胸腔积液后在胸膜腔内注入相应的药物。

（六）病例讨论

患者李某，男性，35 岁，发热伴右侧胸痛 1 周。患者 1 周前无明显诱因出现午后低热，体温波动于 37.5～38.1℃，伴夜间盗汗，诉右侧胸痛，深呼吸时明显，无放射痛，与活动无关，未到医院检查，自服止痛药。于 2 天前胸痛减轻，但出现胸闷加重伴气短，故前来医院检查。患者自发病以来食欲较前下降，二便正常，睡眠稍差，体重无明显变化。既往体健，否认传染病史，否认冠心病、糖尿病、遗传病史及肿瘤家族史，有吸烟史（200 年支）。

体格检查：体温 37.6℃，心率 88 次/min，呼吸 20 次/min，血压 120/80 mmHg，一般情况可，全身黏膜未见黄染及皮疹，全身浅表淋巴结未触及，颈软，气管稍左偏，颈静脉无怒张，甲状腺未触及肿大，右侧胸廓稍膨隆，右下肺语颤减弱，右下肺叩诊浊音，右肺呼吸音减弱，未闻及干、湿啰音，心界稍向左移位，心律齐，无杂音，腹平软，无压痛，肝脾未及，双下肢无水肿。

入院检查：血常规示白细胞 8.0×10^9/L，中性粒细胞比例 73%，红细胞沉降率 106 mm/h。尿常规、粪常规正常。肝、肾功能正常，电解质正常，血 CEA 2.0 μg/L，胸片提示右侧中等量胸腔积液。

【病史特点】

（1）青年男性，起病急骤，病程较短。

（2）主要症状是发热伴右侧胸痛 1 周。

（3）体检发现气管稍左偏，右侧胸廓稍膨隆，右下肺语颤减弱，右下肺叩诊浊音，右肺呼吸音减弱，未闻及干、湿啰音，心界稍向左移位，心率 88 次/min，双下肢无水肿。

（4）胸片提示右侧中等量胸腔积液。

（5）白细胞计数正常，中性粒细胞比例轻度偏高，红细胞沉降率增高明显。

【诊断线索】根据患者较年轻，且起病比较急，病程较短，存在午后低热伴盗汗，提示感染性疾病的可能性大。患者胸痛会发生变化，由开始胸痛明显（干性胸膜炎）到有胸腔积液后的胸痛减轻，提示可能存在结核性胸膜炎胸痛改变，即开始时较为剧烈，而胸腔积液增加后，脏层胸膜和壁层胸膜分离，胸痛反而减轻。实验室检测示红细胞沉降率明显增快，而白细胞无明显升高，进一步提示特异性感染的可能性大。

【诊断及鉴别诊断】任何病理因素导致胸膜壁层和脏层之间的微量液体产生加速或吸收减少时，都会形成胸腔积液。引起胸腔积液的病因有许多，最常见的渗出性胸腔积液有结核性胸膜炎、肿瘤性胸腔积液（肺癌、胸膜间皮瘤、乳腺癌、淋巴瘤转移至胸膜）、细菌性肺炎、肺栓塞、脓胸、结缔组织疾病等。常见的漏出液原因包括充血性心力衰竭、肝硬化、肾病综合征、急性肾小球肾炎等。首先应仔细询问病史和观察患者症状，考虑可能性最大的疾病。另外，也要根据患者的起病状态、病程长短、临床特征及实验室结果综合分析最有可能的诊断。该患者既往体健，无明显心肺疾病、肾脏疾病、肝硬化、免疫系统疾病等病史。因此该患者胸腔积液为渗出性胸腔积液的可能性较大。另外，患者为年轻男性，起病急，病程短，出现了结核中毒症状如低热、盗汗，起病后胸痛程度有改变，红细胞沉降率明显增快，均提示可能存在结核性胸膜炎的可能。而肿瘤性胸腔积液一般多见于老年男性，有长期吸烟史，起病较慢，病程长，影像学有肺部肿块伴胸腔积液，存在肿瘤指标异常升高。但最主要还要依靠胸腔穿刺术来进一步明确胸腔积液的性质及病因诊断。

【初步诊断】右侧胸腔积液待查（结核性胸膜炎可能）。

【拟进一步检查】

（1）PPD 试验，T 细胞斑点试验。

（2）胸腔 B 超定位胸腔积液。

（3）胸腔穿刺术，行胸腔积液常规检查（外观、细胞计数及分类）、胸腔积液生化检查（pH、蛋白质、葡萄糖、类脂）、酶学检查（腺苷脱氨酶、乳酸脱氢酶）、肿瘤标志物检查（CEA、NSE）、病原学检查（胸腔积液细菌、真菌涂片、培养）、病理学检查（胸腔积液找脱落细胞）。

【治疗原则】

（1）胸腔穿刺抽液：第 1 次不超过 700 mL，以后每次不宜超过 1 000 mL，不宜过快，防止复张性肺水肿。

（2）病因治疗：抗结核药物治疗。

（3）如全身中毒症状严重，胸腔积液较多，可在正规抗结核治疗的同时适当加用糖皮质激素。

（石　荟　武　宁　焦　洋　方　晨）

第九节　自发性气胸

（一）询问病史的重点

（1）症状：突发性胸痛、胸闷、气急。

（2）病因：外伤、肺大疱破裂、肺结核。

（3）诱因：增加胸内压的动作均可诱发，如举重物、咳嗽、喷嚏、屏气、用力排便、高喊和大笑等。

（4）既往史：既往有无自发性气胸发作病史。

（二）体格检查

1. 局部体征

（1）视诊：患侧胸部隆起、呼吸运动减弱。

（2）触诊：患侧语颤减弱。

（3）叩诊：患侧呈鼓音。

（4）听诊：患侧呼吸音减弱或消失，语音传导减弱，气管偏向健侧，可闻及气泡破裂音（Hamman 征）。

2. 全身体征　发绀、心律失常、血压下降。

3. 其他体征　捻发音、握雪感（皮下气肿）。

（三）实验室检查与辅助检查

1. 胸部 X 线　可见气胸线、纵隔推向健侧、反膈征等。

2. 胸穿测压

（1）闭合性（单纯性）气胸：抽气后压力下降而不复升。

（2）交通性（开放性）气胸：胸膜腔压力始终在 0 上下。

（3）张力性（高压性）气胸：抽气后压力降低或变为负压，短时间内压力再度上升。

（四）诊断和鉴别诊断

（1）支气管哮喘和慢性阻塞性肺疾病：可并发气胸。

（2）急性心肌梗死：可表现为胸闷、胸痛、血压下降等。

（3）肺大疱：胸部 X 线/CT 予以鉴别。

（4）肺栓塞：病史不同，无气胸体征，可能有典型的心电图和肺动脉 CTA 表现。

（五）治疗原则

1. 保守治疗　严格卧床，高浓度吸氧，酌情予以镇静、镇痛，适用于稳定型少量气胸。

2. 排气治疗　胸腔穿刺抽气，适用于少量闭合性气胸；胸腔闭式引流，适用于交通性或张力性气胸。

3. 化学性胸膜固定术　适用于多次复发和难治性气胸。

4. 支气管内封堵术　采用微球囊或栓子堵塞支气管。

5. 手术治疗　适用于血气胸、顽固性气胸，包括胸腔镜和开胸手术。

6. 并发症处理

（1）脓气胸：抗感染、胸腔引流冲洗，必要时行外科手术治疗。

（2）血气胸：若出血不止，应考虑外科开胸结扎出血的血管。

（3）纵隔气肿与皮下气肿：若气肿张力过高影响呼吸循环，可考虑切开排气。

（六）病例（小组讨论）

患者男性，25 岁，突发右侧胸痛伴呼吸困难 2 h 就诊。查体右侧呼吸动度、语颤减弱，叩诊右侧呈鼓音，听诊右肺呼吸音消失。X 线胸片提示右侧气胸（压缩 70%）。

请分析讨论：病史需补充的内容，查体重点内容，选择相关检查的要点并说明原因，诊断和鉴别诊断，治疗原则和注意事项。

（张伟　武宁　焦洋　方晨）

第十节 一氧化碳中毒

（一）询问病史的要点

1. 询问有无一氧化碳接触史

（1）有无门窗紧闭，煤气处于开放状态的情况。

（2）有无在通风不良的浴室内使用燃气加热器淋浴的情况。

（3）炉火烟囱有无通风不良或外漏现象。

（4）同时其他人员有无类似症状。

（5）职业环境中有无一氧化碳接触情况，如从事炼钢、炼焦、烧窑、挖煤等职业。

2. 中毒症状

（1）急性中毒：头痛、头晕、心悸、四肢无力、恶心、呕吐、嗜睡、意识模糊、视物不清、感觉迟钝、幻觉、呼吸困难、昏迷、呼吸抑制、心力衰竭等。

（2）迟发型神经精神综合征：精神意识障碍、锥体外系神经障碍、锥体系神经损害、大脑皮质局灶性功能障碍、脑神经及周围神经损害。

（二）体格检查

（1）神志：根据中毒深浅情况，可分为清醒、浅昏迷、深昏迷等。

（2）口唇黏膜色泽：樱桃红。

（3）生命体征：需关注呼吸、脉搏和血压。

（三）实验室检查与辅助检查

（1）血液 COHb 测定：轻度中毒，血液 COHb 浓度为 10%～20%；中度中毒，血液 COHb 浓度为 30%～40%；重度中毒，血液

COHb 浓度为 40%～60%。

（2）脑电图检查：可见弥漫性低波幅慢波，与缺氧性脑病进展相平行。

（3）头部 CT 检查：脑水肿时可见脑部有病理性低密度区。

（四）诊断与鉴别诊断

（1）诊断：根据一氧化碳接触史，中枢神经系统损害的症状和体征，血液 COHb 检查结果可做出诊断。

（2）鉴别：脑血管意外、脑震荡、脑膜炎、糖尿病酮症酸中毒。

（五）治疗原则

（1）脱离环境，终止 CO 吸入。

（2）纠正缺氧：高压氧治疗。

（3）防治脑水肿：20% 甘露醇、呋塞米、糖皮质激素（有待验证）、冰帽降温。

（4）重要脏器功能支持。

（5）防治并发症和后遗症：昏迷期间保持气道通畅，必要时行气管插管或气管切开以开放气道；定时翻身，防止发生褥疮和肺炎。

（六）病例（小组讨论）

患者女性，45 岁，昏迷 30 min 就诊，30 min 前被家属发现昏迷于燃有炭火的密闭房间内。查体：神志深昏迷，皮肤及黏膜呈樱桃色，呼吸 8 次/min，心率 57 次/min，血压 165/100 mmHg，血氧饱和度 99%，双肺呼吸音弱，未闻及干、湿啰音，心律齐，各瓣膜区未闻及杂音。

请分析讨论：病史需补充的内容，查体重点内容，选择相关检查的要点并说明原因，如何解释患者体征的变化，诊断和鉴别诊断，治疗原则和注意事项。

（张　伟　武　宁　焦　洋　方　晨）

附一　胸腔穿刺术

（一）适应证和禁忌证

1. 适应证

（1）明确胸腔积液性质，以协助诊断。

（2）缓解因大量积液或积气导致的肺压迫症状。

（3）引流脓液治疗脓胸。

（4）胸腔内药物注射。

2. 禁忌证

（1）穿刺部位有炎症、肿瘤和外伤。

（2）有严重的出血倾向、大咯血、严重的活动性肺结核等。

（二）操作方法

1. 穿刺位点的选择

（1）胸腔穿刺抽液：进行胸部叩诊，选择浊音最明显的位点进行穿刺操作。可结合胸部 X 线或 B 超进行定位。穿刺点可用龙胆紫在皮肤进行标记。常选择的位点包括：肩胛线第 7~9 肋间、腋后线第 6~7 肋间、腋前线第 5~6 肋间。

（2）包裹性胸腔积液：结合体格检查、胸部 X 线或 B 超进行定位操作。

（3）气胸抽气减压：一般选择患侧锁骨中线第 2 肋间或腋中线第 4~5 肋间进行操作。由于肋间神经及血管沿肋骨下缘肋间神经沟走行，所以穿刺时应选择相应肋间下位肋骨的上缘进针，避免损伤神经及动、静脉。

2. 体位

（1）嘱患者取坐位，面向椅背，双前臂置入椅背上，前额伏于前臂上。

（2）不能起床的患者可取半卧位，患侧前臂上举抱于枕部。

3. 穿刺方法

（1）常规消毒皮肤，戴无菌手套，铺洞巾。

（2）用2%利多卡因局部逐层浸润麻醉。

（3）检查穿刺针是否通畅，如无阻塞，将针尾乳胶管用止血钳夹住。以左手示指与中指固定穿刺点皮肤，右手将穿刺针沿麻醉处垂直胸壁缓慢刺入。

（4）当穿过壁层胸膜时，针尖会有落空感，左右固定穿刺针，助手将注射器接于乳胶管末端进行抽液。注射器抽满后，用止血钳夹闭乳胶管，拔出注射器，留取标本或排出液体。

（5）抽液结束后，拔出穿刺针，覆盖无菌纱布，稍用力压迫片刻，待止血后用纱布和胶带固定。

（三）注意事项

（1）注意关注患者的凝血功能，是否存在出血性疾病及是否在使用抗凝药物，术前需做好相应的准备工作。

（2）胸穿部位的麻醉要充分，以防胸膜反应的发生。

（3）穿刺针需沿下位肋骨的上缘进针，避免损伤神经和血管。

（4）穿刺过程中避免咳嗽、深呼吸等。

（5）术中患者如出现连续咳嗽、面色苍白、出汗、头晕、心慌、脉搏微弱等情况，应考虑发生胸膜反应。应立即停止操作，拔出穿刺针，取平卧位，吸氧，观察患者病情变化，必要时可予以皮下注射 1∶1 000 肾上腺素 0.3~0.5 mL，并根据病情变化行相应的处理。

（6）抽液速度要缓慢，如因治疗需要大量抽液，可分次抽吸，一般第一次不超过 700 mL，以后每次一般不超过 1 000 mL；脓胸的患者需要尽量抽吸干净。

（7）须向胸腔内注射药物时，抽液后接上备有药液的注射器，抽取胸腔积液少许与药物混合，再行注入，并确保注入胸腔内。

（张 伟 焦 洋 方 晨）

附二 动脉穿刺术

（一）适应证和禁忌证

1. 适应证 采集动脉血行血气分析。

2. 禁忌证

（1）穿刺点周围皮肤有感染灶。

（2）患者有严重的出血倾向等。

（二）操作方法

（1）桡动脉穿刺时患者选坐位或卧位，穿刺侧上肢外旋、外展，选择前臂远端桡侧动脉波动最强处为穿刺点；股动脉穿刺时患者取卧位，穿刺侧下肢轻度外旋、外转，穿刺点位于腹股沟韧带中部下方 1～2 cm 动脉搏动最强处；充分暴露穿刺点皮肤；常规消毒。

（2）术者戴手套或用安尔碘消毒左手手指，立于穿刺侧，以左手示指和中指摸清搏动最强的部位，并固定欲穿刺的动脉。右手持注射器，在两指之间，与皮肤垂直或呈 30°～45°刺入皮肤。

（3）进入皮肤后，注射器可带负压，如无回血，可将针头退回皮肤下，轻微改变方向和角度，再次尝试。如见鲜血直升入注射器内，表示已经刺入动脉。采集动脉血 1～2 mL。

（4）操作完毕后拔出注射器的同时，用棉签压迫穿刺点 5 min

以止血。立即排出注射器内的空气，针头尖端扎入橡皮塞中以隔绝空气，尽快送检。

（三）注意事项

（1）局部严格消毒，保持无菌操作，防止医源性感染。

（2）避免反复多次穿刺，如同一位点穿刺 3 次未成功，更换穿刺部位。

（3）穿刺点应选择在动脉波动最强处，常用穿刺点为桡动脉和股动脉。

（张　伟　焦　洋　方　晨）

附三　支气管镜检查术

（一）适应证和禁忌证

1. 适应证

（1）不明原因的慢性咳嗽。

（2）不明原因的咯血或痰中带血。

（3）需明确出血部位的咯血。

（4）不明原因的局限性哮鸣音。

（5）不明原因的声音嘶哑。

（6）痰中发现癌细胞或可疑癌细胞。

（7）胸部影像学检查发现肺不张、肺部结节或肿块、阻塞性肺炎、炎症不吸收、肺部弥漫性病变、肺门和（或）纵隔淋巴结肿大、气道狭窄、原因未明的胸腔积液等。

（8）肺部手术术前检查。

（9）胸部外伤，怀疑有气管和支气管断裂。

（10）吸入性肺损伤。

（11）肺、气管或支气管的感染。

（12）机械通气时的气道管理。

（13）疑有气道瘘。

（14）大咯血的抢救。

（15）用于治疗目的：支气管异物、肺脓肿、术后痰液潴留、肺癌局部放疗和化疗等。

2. 禁忌证

（1）严重的高血压和心律失常。

（2）新近发生心肌梗死或有不稳定型心绞痛发作。

（3）严重的心肺功能障碍。

（4）不能纠正的出血倾向。

（5）严重的上腔静脉阻塞综合征。

（6）疑有主动脉瘤。

（7）多发性肺大疱。

（8）全身情况极度衰竭。

（9）对麻醉药物过敏及患者不能配合检查。

（二）操作方法

1. 患者知情　需告知患者并获知情同意。

2. 术前准备

（1）检查前需详细询问病史，完善血常规、心电图检查。

（2）术前需要测量血压，必要时需要进行心肺功能检测。

（3）每位患者术前均需要拍摄胸部 X 线（正位及患侧位），有条件需行胸部 CT 检查。

（4）支气管镜检查前 4 h 禁食、禁水。

（5）术前建立静脉通道。

（6）雾化吸入 2%利多卡因 10 mL 局部麻醉。

（7）1%地卡因或 2%利多卡因鼻部麻醉，麻黄碱滴鼻剂滴鼻收缩血管。

3. 术中监护

（1）术中常规监测血氧饱和度。

（2）所有患者均需通过口、鼻或人工气道给氧，术中尽量保持氧饱和度维持在 90%以上。

4. 操作过程

（1）支气管镜用 75%酒精擦拭镜身，硅油润滑支气管插入部。

（2）经患者较为通畅的一侧鼻腔插入支气管镜，如双侧鼻腔均较狭小，可通过咬口经口腔进入，支气管镜沿上呼吸道进入声门上方。

（3）在声门打开时，通过声门进入气管，避免刺激声带及杓状软骨联合。

（4）进入声门后患者常有呛咳，此时沿气道壁喷洒 2%利多卡因 5 mL，稍事休息后再行下一步检查。

（5）按照先健侧后患侧，先健叶后患叶，从上至下的顺序进行检查，如病变部位不明可按照先右后左的顺序进行检查，各叶段及病变部位需留照存档。

（6）根据病变性质及诊疗目的选用不同的检查和治疗手段，如支气管肺泡灌洗、刷检、活检，经支气管镜针吸活检（TBNA），EBUS－TBNA，经支气管镜肺活检（TBLB），高频电凝，氩离子凝固术（APC），冷冻，激光，近距离放疗，球囊扩张，支架置入等。

（7）检查完毕后，退出支气管镜，并对支气管镜进行清洗后消毒。

（三）注意事项

（1）部分患者（特别是肺功能损害和使用镇静剂后的患者），在检查结束后，仍需吸氧一段时间。

（2）一般应在检查结束 2 h 后再进食。

（3）对于行 TBLB 的患者，应观察患者病情 2 h 以上，必要时行胸部X线检查以排除气胸。

（4）部分患者在支气管镜检查后，由于肺巨噬细胞反应性释放某些炎症介质，导致一过性发热，通常无需处理，但需和感染性发热相鉴别。

（张　伟　焦　洋　方　晨）

第三章　消化系统疾病

第一节　胃食管反流病

（一）询问病史的重点

1. 了解症状　患者有无胸骨后烧灼感或疼痛、反流、吞咽困难的症状。症状发作的主要诱因、持续时间，以及与饮食、体位、运动、吸烟、饮酒等因素的关系。

2. 其他症状　有无咳嗽、胸痛、喘息等食管外症状。

3. 并发症　有无并发症的产生。

4. 鉴别诊断要点

（1）心源性胸痛：如冠心病等，表现为胸骨后及心前区压迫样疼痛，运动和情绪激动为主要诱因。

（2）其他原因发生的食管炎：如感染性食管炎和药物性食管炎等。前者好发于食管的中段，通过病原菌检查可以明确；后者有明确的服药史，以上段食管多见。

（3）食管动力性疾病：如弥漫性食管痉挛或贲门失弛缓症等。该病多为阵发性发作，通过X线钡餐造影或胃镜检查可以明确。

（二）体格检查

（1）一般状况：面容、神态、体重、体型等。

（2）心肺：心率、心律、杂音、肺部干/湿啰音等。

（3）腹部体征：有无腹部压痛及包块，肝、脾是否肿大，有无腹水，肠鸣音等情况。

（三）实验室检查及辅助检查

（1）常规检查：血常规、尿常规、血生化、淀粉酶。

（2）特殊检查：上消化道内镜、食管钡剂造影、食管压力检测、24 h 动态 pH 监测、核医学胃排空检查等。

（3）其他检查：胸片、心电图、运动试验等检查排除心肺疾病的可能。

（四）诊断与鉴别诊断

结合临床表现与特殊检查确定是否为胃食管反流病，内镜阴性情况下需考虑内镜阴性胃食管反流病的可能，可予质子泵抑制剂（PPI）试验性治疗，并排除心、肺疾病的可能。

（五）治疗原则

（1）一般治疗：消除病因，避免烟、酒、咖啡等，减肥（如果超重），改变生活方式，包括避免暴饮暴食、夜间抬高床头等。

（2）药物治疗：抗酸剂、H_2 受体拮抗剂、PPI、钾离子竞争性酸阻滞剂（P－CAB）等抑酸或抗酸治疗，必要时可联合促动力药缓解症状。

（3）手术治疗：内镜下射频消融术、胃底折叠术等。

（4）晚期患者如并发食管狭窄，可行扩张治疗。

（六）病例（小组讨论）

患者男性，48 岁，自诉近 2 个月来喝咖啡后反复胸骨后烧灼感，伴反酸、嗳气，下午及夜间为著。查体无胃肠型及蠕动波，腹部无压痛，无包块，肠鸣音 5 次/min。

请分析讨论：病史需补充的内容，查体重点内容，选择相关检查的要点并说明原因，诊断和鉴别诊断，治疗原则和注意事项。

（林　寒　孔凡扬　钱阳阳）

第二节　食管癌

（一）询问病史的重点

1. 症状　早期症状多不典型，无特异性，症状可时好时坏或反复出现；绝大多数食管癌患者到医院就诊时已经是中晚期。常见症状如下。

（1）早期症状

1）进食大口固体食物哽噎感：是一种最常见的早期症状，一般在第一口进食时出现，以后即消失，几天到几个月出现一次，容易被忽视，随着病情进展，出现症状的间隔时间逐渐缩短，症状更趋明显。

2）食管内异物感：约有 15%～21% 的患者吞咽时自觉食管内有异物感，异物感的部位多与食管病变的部位一致。

3）胸骨后疼痛、不适：进食后或不进食时出现轻度胸骨后疼痛感，时有时无，进食热食时更易出现。

4）下段食管癌还可以出现剑突下或上腹部不适、呃逆、嗳气。

（2）中晚期症状

1）吞咽困难：90% 左右的患者是出现此症状后来医院就医，

症状呈进行性加重。

2）梗阻：严重者进食时完全梗阻，并常伴有持续性口吐泡沫样黏液。

3）疼痛：多为进食时吞咽痛，晚期者出现持续性胸骨后或背部疼痛，其性质为钝痛或隐痛，亦有烧灼痛或刺痛，并伴有沉重感。疼痛的部位同病变的部位可以不一致。

4）出血：少数食管癌患者也会因呕血或黑便而来医院就诊。肿瘤可浸润大血管特别是胸主动脉而造成致死性出血。

5）声音嘶哑：常由肿瘤直接侵犯或气管食管沟淋巴结转移后压迫喉返神经引起。

（3）其他全身症状、转移症状和并发症

1）体重下降和发热：肿瘤热多半发生在午后，38℃左右，体温在早晨和上午往往正常。

2）肿瘤浸润或穿透食管侵犯纵隔、气管、支气管、肺门、心包、大血管等，引起纵隔炎、脓肿、肺炎、肺脓肿、气管支气管瘘、致死性大出血等。

3）全身广泛转移引起的相应症状：如肺转移时，出现咳嗽、胸闷、呼吸困难等；腹腔淋巴结转移时，出现腹痛、食欲下降等，肝转移时，出现右上腹痛、食欲下降、黄疸、腹水、大出血、昏迷等。

4）恶病质、脱水、衰竭。

2. 相关因素

（1）饮食习惯：进食太烫、辛辣、腌制食物。

（2）烟酒史。

（3）遗传因素。

（4）感染因素：HPV16 感染。

（5）流行病学：发病率男性高于女性，农村高于城市，45 岁以上发病率逐渐增高，80～84 岁年龄段达到顶峰。我国高发区主要集中在太行山、闽粤交界及川北等地区。

（二）体格检查

（1）一般状况：全身营养状况，有无发热、贫血及恶病质情况。

（2）浅表淋巴结肿大：锁骨上淋巴结肿大是食管癌患者的常见体征。颈段和胸段食管癌都有发生锁骨上淋巴结转移的可能。多数肿大淋巴结非常坚硬，如石质，固定。颈部淋巴结转移相对较少，主要来自颈段和上胸段食管癌。偶尔也有腋下淋巴结转移。

（3）声带活动受限或固定：若患者有声嘶，需行间接或直接喉镜检查，看是否有声带活动受限或固定。

（4）转移部位的相关体征：肿瘤转移到其他部位可能会出现相对应的体征。如有骨骼疼痛，了解疼痛部位是否有局部压痛。

（三）实验室检查及辅助检查

1. 常规检查　血常规、大便潜血试验、血液生化等，上消化道造影。

2. 进一步检查

（1）明确诊断：病理活检。可采用内镜学检查（普通内镜、色素内镜、特殊内镜技术、超声内镜）、胸腔镜、纵隔镜及 B 超或 CT 引导下穿刺等。

（2）明确有无转移（临床分期）：食管 CT、超声检查（浅表淋巴结、腹部）、腹部 CT/MRI、ECT（若怀疑有骨转移）、正电子发射计算机体层成像（PET－CT）。

（3）免疫组织化学及分子检测：HER－2，PD－L1 表达 CPS 评分，错配修复蛋白（MMR）/微卫星不稳定（MSI）检测，肿瘤突变负荷（TMB），循环肿瘤细胞等。

3. 营养筛查及评估　目前临床上常用营养风险筛查 2002 评估表（NRS2002）进行初步筛查。

（四）诊断与鉴别诊断

根据临床表现和辅助检查，典型的食管癌诊断并不困难，但早期诊断常因患者缺乏明显症状而延误，各种内镜特别是超声内镜结合病理学检查对早期食管癌的诊断价值最大。食管癌的完整诊断包括病理和分期，需与下列疾病鉴别。

（1）贲门失弛缓症：吞咽困难达到一定程度后不再加重，钡餐检查可见食管下段呈光滑的漏斗状或鸟嘴样狭窄，食管测压对其诊断有重要价值。

（2）食管良性狭窄：内镜加直视下活检可明确诊断。

（3）食管良性肿瘤：主要为少见的平滑肌瘤，吞咽困难较轻，进展慢，内镜及 EUS 检查有助于诊断。

（4）食管周围器官病变：如纵隔肿瘤、主动脉瘤、甲状腺肿大等可造成食管不同程度狭窄。

（5）癔球症：多见于青年女性，吞咽有异物感，常与精神因素有关。

（五）治疗原则

以外科为主的综合治疗模式，包括局部治疗、系统性全身治疗及营养支持、止痛等支持治疗。

（1）内镜下切除治疗：早期食管癌及癌前病变。

（2）手术切除：是食管癌主要根治性手段之一，适合 0~Ⅲ期患者及非手术治疗无效或复发且无明显远处转移的病例。

（3）放射治疗：是食管癌综合治疗的重要组成部分，涉及术前新辅助、术后辅助及姑息性治疗多个方面。

（4）系统性药物治疗：为全身治疗方式，在食管癌的治疗中占有重要地位。药物治疗在食管癌中主要应用于局部晚期患者的新辅助和辅助治疗，以及晚期患者的化疗、分子靶向治疗和免疫治疗。常用的药物包括氟尿嘧啶类、铂类、紫杉类、伊立替康、免疫检查点抑制（如帕博利珠单抗、卡瑞利珠单抗、替雷利珠单抗等），HER－2 阳性的腺癌可联合靶向药物曲妥珠单抗。

（六）病例（小组讨论）

患者男性，64 岁，进食哽噎 4 月余。患者 4 月前无明显诱因出现进食时哽噎感，以进食干硬食物时为重，无恶心、呕吐，无呕血及黑便。近 2 个月自觉症状加重，同时伴有乏力，体重较 2 个月前下降 3 kg。既往：吸烟 20 年，20 支/天；饮酒 20 余年，每天饮黄酒 150～200 mL。查体：一般状况尚可，右侧锁骨上可触及约 2.5 cm×2.0 cm 淋巴结，质地硬，边界不清，活动度差，无明显压痛，余浅表淋巴结未及；皮肤无黄染，结膜、甲床苍白，心、肺未见异常，腹平坦，未见胃肠型及蠕动波，腹软，肝、脾未及，腹部未及包块，剑突下区域深压痛，无肌紧张，移动性浊音（－），肠鸣音正常。

请分析讨论：病史需补充的内容，查体重点内容，选择相关检查的要点并说明原因，诊断和鉴别诊断，治疗原则和注意事项。

（颜　芳　王一然）

第三节 · 慢性胃炎

（一）询问病史的重点

（1）慢性胃炎无特异性临床表现，多数无明显症状。

（2）有症状的患者中约半数有中上腹不适、饱胀、钝痛、烧灼感，疼痛无明显规律，一般进食后较重。

（3）消化不良的症状较常见，为食欲不振、反酸、嗳气、恶心等。

（4）有胃黏膜长期少量出血者可引起缺铁性贫血，并可出现头晕、心慌、乏力等症状。X线钡餐造影或胃镜检查可以明确。

（二）体格检查

体征多不明显，有时可有上腹部轻压痛，胃体胃炎严重时可有舌炎和贫血的相应体征。

（三）实验室检查及辅助检查

（1）常规检查：血、大便常规等。

（2）胃镜检查结合胃黏膜组织病理学检查。

（3）Hp检测：胃黏膜活检行Hp培养，快速尿素酶试验，涂片及组织学检查，^{13}C及^{14}C尿素呼气试验。

（4）特殊检查：胃液分泌功能测定，胃蛋白酶原测定，血清胃泌素，自身抗体。

（四）诊断与鉴别诊断

根据病史及实验室检查可确立诊断，另尚需与胃溃疡、胃癌、慢性胆囊炎、胆结石等鉴别。

（五）治疗原则

（1）病因治疗：积极寻找病因，进行针对性处理，争取改善症状。

（2）饮食宜清淡、易消化，忌过冷、过热及辛辣饮食。

（3）药物治疗：抗Hp药物、胃黏膜保护剂、胃肠动力药、制酸药等。

（六）病例（小组讨论）

患者男性，45岁，近2年来反复出现上腹部胀痛、反酸、嗳气，2天前上述症状加重。查体：生命体征无异常，消瘦，腹平软，全腹无压痛，肠鸣音正常。

请分析讨论：病史需补充的内容，查体重点内容，选择相关检查的要点并说明原因，诊断和鉴别诊断，治疗原则和注意事项。

（林　寒　钱阳阳）

第四节　消化性溃疡

（一）询问病史的重点

1. 疼痛性质　询问患者有无上腹部疼痛，有无诱因，疼痛的部位，疼痛的性质，是否向其他部位放射，有无周期性和规律性，是否与季节转变、过度疲劳、饮食失调有关。

2. 消化系统症状　是否有恶心、呕吐、反酸及嗳气、腹胀等消化不良的表现。

3. 并发症

（1）穿孔：急性穿孔者常突然发生上腹部剧烈疼痛，伴恶心、呕吐、烦躁不安，甚至休克等症状。缓慢穿孔者则可与周围脏器粘连，然后穿透到邻近器官，引起疼痛节律的改变和加重，并向背部放射。

（2）出血：主要表现为呕血、黑便，严重者可出现循环血容量不足的表现。

（3）幽门梗阻：进食后上腹饱胀、嗳气、呕吐。

（4）癌变：仅限于胃溃疡。疼痛节律发生改变，经积极内科治疗症状无改善，大便隐血试验持续阳性。

（二）体格检查

（1）一般情况：体重、面容、神态、体位、营养状况等。

（2）心肺体征：心率、心律、杂音、肺部啰音等。

（3）腹部体征：有无腹部压痛及包块，肝脾是否肿大，有无移动性浊音，有无腹膜炎体征（上腹部板样强直，伴明显压痛和肝浊音界缩小）。有无振水音、胃型及胃蠕动波。

（三）实验室检查及辅助检查

（1）常规检查：血尿常规、血生化、淀粉酶。

（2）幽门螺杆菌（Hp）检测：胃黏膜活检行 Hp 培养，快速尿素酶试验，涂片及组织学检查，^{13}C 及 ^{14}C 尿素呼气试验。

（3）内镜检查：内镜检查加黏膜活检是诊断的金标准。

（4）胃分泌功能检查：已较少使用。测定每小时基础胃酸分泌量（BAO）和胃酸最大分泌量（MAO），再算出 BAO/MAO 值。

（5）X 线、上消化道造影等。

（四）诊断与鉴别诊断

根据临床表现及辅助检查，诊断可以成立；注意与胃癌、淋巴瘤、巨细胞病毒感染等继发的上消化道溃疡及急性胆管炎、胆石症、急性冠脉综合征等相鉴别。

（五）治疗原则

（1）一般治疗：去除病因，活动期避免刺激性饮食，建议戒烟戒酒，进食柔软易消化的饮食。

（2）抑酸药物：质子泵抑制剂如奥美拉唑，H_2 受体拮抗剂如法莫替丁等。

（3）保护胃黏膜药物：硫糖铝等。

（4）抗 Hp 治疗。

（5）外科手术治疗：反复消化道大量出血经内科治疗无效或梗阻、癌变、穿孔等可考虑手术治疗。

（六）病例（小组讨论）

患者男性，52 岁，因“反复上腹痛 8 年，复发半年，黑便 1 日”入院。既往无肝胆疾病病史，无近期服药史。查体：体温 36.8℃，心率 108 次/min，呼吸 18 次/min，血压 95/60 mmHg；神志清，轻度贫血貌，腹平软，剑突下压痛，无反跳痛，未及包块，肠鸣音正常，双下肢无水肿。

请分析讨论：病史需补充的内容，查体重点内容，选择相关检查的要点并说明原因，诊断和鉴别诊断，治疗原则和注意事项。

（林　寒　孔凡扬　钱阳阳）

第五节　胃　癌

（一）询问病史的重点

1. 起病情况　早期胃癌 70%以上无症状，病情发展到一定程度才出现症状，如上腹饱胀不适或隐痛、食欲减退、反酸、嗳气等非特异性消化不良症状。

2. 症状

（1）上腹痛：胃癌最常见的症状，与进食无关或饭后为重。需了解其部位、性质、发作规律等。

（2）食欲减退、反酸、嗳气、乏力、贫血等有时可作为胃癌的首发症状在早期出现。

（3）恶心、呕吐：此症状常因肿瘤引起梗阻或胃功能紊乱所致。

（4）出血和黑便：凡无胃病史的老年人一旦出现黑便时必须警惕胃癌发生的可能。

（5）其他症状：如腹泻（胃酸缺乏、胃排空加快）；若病灶位于贲门附近可有咽下困难，位于幽门附近可引起梗阻；转移灶的症状等。晚期患者可出现严重消瘦、贫血、水肿、发热、黄疸和恶病质等。

3. 既往史及家族史　既往有无 Hp 或 EB 病毒感染；遗传因素对胃癌的发生有重要作用，胃癌有家族聚集现象，因此应详细询问家族中有无胃癌的发病情况。

（二）体格检查

（1）早期常无明显体征，中晚期胃癌上腹部深压痛最为常见。

（2）检查有无上腹部肿块、左锁骨上淋巴结肿大、直肠前窝肿块，育龄女性应阴道指检双侧卵巢有无肿大（Krukenberg 瘤）。

（3）注意癌灶转移的体征，如肝脏包块、黄疸、腹部移动性浊音等。

（三）实验室检查及辅助检查

（1）常规检查：血常规、大便潜血试验、血液生化等。

（2）肿瘤标志物：常规推荐检测癌胚抗原（CEA）、CA19－9、CA72－4，特殊类型的胃癌可检测甲胎蛋白（AFP），CA125 对腹膜转移者有一定的诊断和预后价值。其他指标如 CA242、肿瘤特异性生长因子、胃蛋白酶原也有一定的参考价值。

（3）内镜检查：普通白光内镜、色素内镜、放大内镜、超声内镜（EUS）等结合黏膜活检，是诊断胃癌最重要、最可靠的诊断手段。

（4）影像学检查：上消化道气钡双重对比造影、腹部 CT/MRI 检查、正电子发射计算机体层成像（PET－CT）。

（5）免疫组织化学及分子检测：HER－2、PD－L1 表达 CPS 评分、错配修复蛋白（MMR）/微卫星不稳定（MSI）检测、*NTRK* 融合基因检测等。

（四）诊断与鉴别诊断

1. 诊断　完整的诊断包括定性和分期诊断两个方面，根据临床表现及辅助检查，可以确立诊断。

2. 鉴别诊断

（1）胃良性溃疡：病程较长，有典型溃疡疼痛反复发作史，抗酸剂治疗有效，多不伴有食欲减退，胃镜下溃疡特征不同。

（2）胃淋巴瘤：占胃恶性肿瘤2%～7%，常广泛浸润胃壁，形成大片浅溃疡，以上腹不适、胃肠道出血及腹部肿块为主要临床表现。

（3）胃肠道间质瘤：间叶源性肿瘤，约占胃肿瘤3%，呈膨胀性生长，可向黏膜下或浆膜下浸润形成球形或分叶状的肿块，瘤体较大时可扪及腹部肿块，可有上消化道出血的表现。

（4）胃神经内分泌肿瘤（NEN）：起源于肽能神经元和神经内分泌细胞的具有异质性的肿瘤，需活检行病理及组织化学染色确诊。

（5）胃良性肿瘤：占胃肿瘤2%左右，多无明显临床表现，X线钡餐为圆形或椭圆形的充盈缺损，胃镜下表现为黏膜下肿块。

（五）治疗原则

应当采取综合治疗的原则，即根据肿瘤病理学类型及临床分期，结合患者一般状况和器官功能状态，采取多学科综合治疗（MDT）模式（包括胃肠外科、消化内科、肿瘤内科、内镜中心、放疗科、介入科、影像科、康复科、营养科及分子生物学家和生物信息学家等），有计划合理地应用手术、化疗、放疗、靶向及生物免疫等治疗手段，达到根治或最大幅度地控制肿瘤、延长患者生存期、改善生活质量的目的。

（1）早期胃癌且无淋巴结转移证据，可根据肿瘤侵犯深度，考虑内镜下治疗或手术治疗，术后无需辅助放疗或化疗。

（2）局部进展期胃癌或伴有淋巴结转移的早期胃癌，应当采取以手术为主的综合治疗。根据肿瘤侵犯深度及是否伴有淋巴结转移，考虑直接行根治性手术或术前先行新辅助化疗，再考虑根治性手术。成功实施根治性手术的局部进展期胃癌，需根据术后病理分期决定辅助治疗方案（如辅助化疗，必要时考虑辅助放化疗）。

（3）复发/转移性胃癌应当采取以药物治疗为主的综合治疗手段，在恰当的时机给予姑息性手术、放疗、介入治疗、射频治疗等局部治疗，同时也应当积极给予镇痛、支架置入、营养支持等最佳支持治疗。

（六）病例（小组讨论）

患者男性，52 岁，上腹部隐痛不适 2 个月。2 个月前开始出现上腹部隐痛不适，进食后明显，伴饱胀感，食欲逐渐下降，无明显恶心、呕吐及呕血，当地医院按"胃炎"进行治疗，稍好转。近半个月自觉乏力，体重较 2 个月前下降 3 kg。近日大便色黑，来我院就诊，查大便潜血（+），为进一步诊治收入院。既往：吸烟 20 年，10 支/天。查体：一般状况尚可，浅表淋巴结未及肿大，皮肤无黄染，结膜和甲床苍白，心肺未见异常，腹平坦，未见胃肠型及蠕动波，腹软，肝脾未及，腹部未及包块，剑突下区域深压痛，无肌紧张，移动性浊音（-），肠鸣音正常。

请分析讨论：病史需补充的内容，查体重点内容，选择相关检查的要点并说明原因，诊断和鉴别诊断，治疗原则和注意事项。

（林 寒 颜 芳 王一然）

第六节 肠结核

（一）询问病史的重点

（1）起病情况：本病多起病缓慢，病程较长。

（2）流行病学资料：有无结核接触史、不洁牛奶或乳制品食用史、疫苗接种史。

（3）主要临床表现：有无腹痛、腹泻、便秘，每天排便次数、性状、有无黏液脓血、里急后重等。有无低热、盗汗、倦怠、消瘦等既往病史。有无肺结核、腹腔内脏器结核，如女性生殖器结核等。

（二）体格检查

（1）腹痛：部位、性质、诱因等。

（2）腹部包块：肿块部位、大小、质地、形态、有无压痛。

（3）有无体温升高、消瘦、纳差等表现。

（三）实验室检查及辅助检查

（1）血常规、红细胞沉降率、粪便检查。

（2）结核菌素（PPD）试验、结核感染T细胞检测。

（3）X线小肠钡剂检查。

（4）肠镜检查。

（四）诊断与鉴别诊断

（1）根据病史及辅助检查，诊断可以确立。

（2）应与下列疾病相鉴别：克罗恩病、右侧结肠癌、阿米巴病或血吸虫病性肉芽肿、溃疡性结肠炎、肠道恶性淋巴瘤、伤寒等鉴别。

（五）治疗原则

治疗目的是消除症状、改善全身情况、促使病灶愈合、防止并发症的发生，强调早期治疗。

（1）注意休息和营养，增强患者抵抗力。

（2）抗结核化学药物治疗：同肺结核，目前多主张短程联合化疗，疗程 6~9 个月。

（3）对症治疗：抗胆碱能药物缓解腹痛，纠正水、电解质与酸碱平衡紊乱，胃肠减压等。

（4）手术治疗：完全性肠梗阻、肠穿孔、大量出血等情况。

（六）病例（小组讨论）

患者男性，24 岁，因“右下腹隐痛，伴腹泻 2 个月”入院。患者 2 个月前开始出现右下腹部隐痛不适，进食后明显，伴腹胀、盗汗，间断低热。查体：体温 37.2℃，心肺未见异常，腹平软，右下腹轻压痛，无反跳痛，移动性浊音阴性。

请分析讨论：病史需补充的内容，查体重点内容，选择相关检查的要点并说明原因，诊断和鉴别诊断，治疗原则和注意事项。

（林　寒　孔凡扬　钱阳阳）

第七节　炎症性肠病

（一）询问病史的重点

1. 症状　不同病例差异较大，多与病变部位、病期及并发症有关。

（1）腹痛：为最常见症状，了解腹痛的性质、部位、有无诱因和缓解因素。

（2）粪便性状改变：可表现为稀便、黏液便、水样便、血便、黏液血便等，特别是黏液血便被视为本病活动的必有症状；另需了解便次的多少，这也反映病情的轻重。

（3）腹泻：为常见症状，由病变肠段炎症渗出、蠕动增加及继发性吸收不良引起，特点：间歇性发作，病程后期为持续性；糊状便，一般无脓血或黏液，病变涉及结肠下段或直肠者，可有黏液血便及里急后重。

（4）腹部肿块：见10%~20%患者，以右下腹与脐周为多见。

2. 肠道外表现　部分患者有杵状指、关节炎、虹膜睫状体炎、葡萄膜炎、结节性红斑、坏疽性脓皮病、口腔黏膜溃疡、小胆管周围炎、硬化性胆管炎、慢性肝炎等；偶见淀粉样变性或血栓栓塞性疾病。

3. 全身表现　主要表现为发热、体重下降等，病程长者可有贫血，水、电解质紊乱及营养不良等。

（二）体格检查

（1）一般情况。

（2）腹部有无压痛、包块，并了解压痛及包块的部位、性质。

（3）肠梗阻时常伴有腹胀，腹壁可见肠型，有时有肠鸣音亢进。

（4）注意有无肠道外表现的体征如杵状指、肛周溃疡、窦道、瘘管等。

（三）实验室检查及辅助检查

（1）血常规、大便常规检查。

（2）红细胞沉降率。

（3）胃肠X线钡餐检查，注意肠梗阻时不宜行该检查。

（4）内镜检查：行结肠镜检查，必要时行小肠镜检查。

（5）免疫学检查。

（四） 诊断与鉴别诊断

根据临床表现及辅助检查可以确立诊断，但需与结肠癌、肠结核等进行鉴别。

（五） 治疗原则

1. 一般治疗　注意饮食，适当休息，补充维生素。必要时适量输血、静脉高营养。

2. 药物治疗

（1）水杨酸偶氮磺胺吡啶、5-氨基水杨酸。

（2）肾上腺皮质激素。

（3）生物制剂。

（4）对症治疗：解痉、止泻等。

（5）防治并发症。

（六） 病例（小组讨论）

患者男性，27岁，因“反复排黏液血便1月余，加重2天”入院。1个多月前饱餐后出现暗红色血便，2~5次/天，每次量为30~300 mL不等，伴里急后重感、中下腹闷痛不适，未予重视，入院前2天排黏液血便5~7次/天，伴全身乏力、食欲减退不适，伴畏冷、发热，体温最高达39.1℃，感鼻塞，偶有咳嗽。入院体检：体温38.9℃，心率96次/min，呼吸20次/min，血压121/68 mmHg，神志清楚。

请分析讨论：病史需补充的内容，查体重点内容，选择相关检查的要点并说明原因，诊断和鉴别诊断，治疗原则和注意事项。

（林　寒　孔凡扬　王　丹）

第八节　肠易激综合征

（一）询问病史的重点

（1）本病通常起病缓慢，间歇性发作，有缓解期。症状具有个体差异，但个体一般有固定的发病规律和形式。

（2）腹痛：详细了解腹痛的性质、部位、程度，与排便的关系，以及与饮食、睡眠、情绪的关系。

（3）腹泻：其特点为粪量少，禁食 72 h 后消失，夜间不出现，约 1/4 患者可因进食诱发。

（4）便秘：该型亦可与短期腹泻相交替，粪便可带较多黏液。

（5）腹胀：一般为白天加重，夜间睡眠后减轻。

（6）症状出现加重常与精神因素或遭遇应激状态有关，应询问患者有无抑郁、焦虑、紧张等心理和精神异常的表现。

（二）体格检查

通常无阳性发现，部分患者有多汗、脉速、血压高等自主神经功能紊乱表现，有时可在腹部触及乙状结肠或压痛的肠襻。

（三）实验室检查及辅助检查

（1）常规检查：血常规、大便常规及培养、尿常规。

（2）钡餐肠 X 线检查。

（3）纤维结肠镜检查、胃镜检查、小肠镜检查。

（4）特殊检查。甲状腺功能、乳糖氢呼气试验、72 h 粪脂肪定量。

（四）诊断与鉴别诊断

根据病史、临床特征、辅助检查可以做出诊断。肠易激综合征与功能性肠病存在转换、重叠，应基于主要症状做出鉴别诊断，同时须排除器质性疾病，如肠道肿瘤、炎症性肠病、肠道感染、慢性胰腺炎等。

（五）治疗原则

治疗目标是改善症状、提高生活质量，强调个体化、综合治疗。

（1）避免诱发或加重症状因素，必要的精神心理干预。

（2）解痉剂、止泻剂、益生菌等药物对症治疗，必要时使用神经递质调节药物。

（六）病例（小组讨论）

患者女性，32 岁。因“反复腹痛、腹泻 10 余年”入院。患者于 10 余年前出现腹痛，以脐周为著，间断改善和加重。近 6 个月上述症状明显加重，似乎与排便相关，排便前立即急性加重，便后显著改善。入院体检：生命体征平稳，腹平软，左下腹压痛，无反跳痛、肌紧张，肠鸣音活跃。

请分析讨论：病史需补充的内容，查体重点内容，选择相关检查的要点并说明原因，诊断和鉴别诊断，治疗原则和注意事项。

（林　寒　孔凡扬　钱阳阳）

第九节 · 大肠癌

（一）询问病史的重点

1. 起病情况　有不少患者是在体检中发现即为中晚期，并非所有大肠癌患者均有症状。

2. 流行病学资料　饮食高蛋白质、高脂肪和低纤维素摄入，肥胖人群发病率较高。有 20%～30% 患者与遗传相关，如家族性腺瘤性息肉病（FAP）和遗传性非腺瘤病性结直肠癌。

3. 常见的症状

（1）排便习惯改变。

（2）大便性状改变（变细、血便、黏液便等）。

（3）腹痛或腹部不适。

（4）腹部肿块。

（5）肠梗阻相关症状。

（6）急性肠穿孔和腹膜炎表现。

（7）全身症状：如贫血、消瘦、乏力、低热等。

（8）转移灶引起的相关症状。

4. 既往病史及家族史　应详细询问溃疡性结肠炎、结直肠息肉、结直肠腺瘤、克罗恩病、血吸虫病等相关病史。遗传病家族史需询问林奇综合征（Lynch syndrome）、家族性腺瘤性息肉病（FAP）等相关病史。

（二）体格检查

（1）一般状况评价、全身浅表淋巴结特别是腹股沟及锁骨上淋巴结的情况。

（2）腹部视诊和触诊，检查有无肠型、肠蠕动波，腹部是否可触及肿块；腹部叩诊及听诊检查了解有无移动性浊音及肠鸣音异常。

（3）直肠指检：对疑似直肠癌者必须常规做直肠指检。了解直肠肿瘤大小、形状、质地、占肠壁周径的范围、基底部活动度、肿瘤下缘距肛缘的距离、肿瘤向肠外浸润状况、与周围器官的关系、有无盆底种植等，同时观察有无指套血染。

（4）三合诊：对于女性直肠癌患者，怀疑肿瘤侵犯阴道壁时，推荐行三合诊，了解肿块与阴道后壁关系。

（三）实验室检查及辅助检查

（1）血常规、尿常规、大便常规及隐血试验、生化、电解质及肝肾功能等。

（2）肿瘤指标：癌胚抗原（CEA）、CA19－9；有肝转移者建议检测甲胎蛋白（AFP）；疑有腹膜、卵巢转移者建议检测CA125。

（3）内镜检查：直肠镜和乙状结肠镜适用于病变位置较低的结直肠病变。所有疑似结直肠癌无禁忌患者均推荐全结肠镜检查，对可疑病变必须行病理学活组织检查。

（4）影像学检查：B超、气钡双重X线造影（如疑有结肠梗阻者应当谨慎选择）、CT、MRI、PET－CT。

（5）分子检测：*KRAS*、*NRAS*、*BRAF* V600E、*BRCA* 基因突变检测，*NTRK* 基因融合，错配修复蛋白（MMR）表达或微卫星不稳定（MSI）检测，HER－2表达等。

（四）诊断与鉴别诊断

（1）诊断：根据患者综合病史、体检和辅助检查，诊断基本确立，需明确包括肿瘤情况和全身其他情况。

（2）鉴别诊断：不同部位的大肠癌可引起不同的症状，如盲肠癌与升结肠癌易误诊为慢性阑尾炎、阑尾包块、上消化道出血、缺铁性贫血等；肝区或横结肠癌可引起上腹部不适、疼痛，需与胆石症相鉴别；左半结肠癌、直肠癌需与结肠炎、痔疮等鉴别，还需注意与肠结核、溃疡性结肠炎、肠淋巴瘤及直肠子宫内膜异位症等鉴别。

（五）治疗原则

强调多学科综合诊治（MDT），治疗前必须完善影像学基线评估，同时推荐完善相关基因检测，明确治疗目的，针对不同分期的患者选择合理的治疗方法。

（1）外科手术治疗：包括原发灶的根治性手术和姑息性手术（如姑息性肠造瘘），转移灶的手术治疗（如肺转移、肝转移）。

（2）内科药物治疗：包括术前治疗/术后辅助治疗或姑息治疗。常用化疗药物：5－FU/LV、伊立替康、奥沙利铂、卡培他滨、曲氟尿苷替匹嘧啶及雷替曲塞；靶向药物包括西妥昔单抗（推荐用于 *KRAS*、*NRAS*、*BRAF* 基因野生型患者）、贝伐珠单抗、瑞戈非尼和呋喹替尼；免疫检查点抑制剂如帕博利珠单抗（用于 MSI－H 患者）。

（3）放射治疗：对于低位直肠癌不同分期强调术前及术后放疗的重要性。

（4）晚期患者在上述常规治疗不适用的前提下，可以选择局部治疗，如介入治疗、瘤体内注射、物理治疗或者中医中药治疗。

（5）最佳支持治疗应该贯穿于患者治疗的全过程，推荐涵盖疼痛管理、营养支持及精神心理干预等。

（六）病例（小组讨论）

患者男性，48 岁，血便 4 月余。患者 4 个月前无明显诱因出现血便，自以为“痔疮”未重视，1 周前单位体检 CEA 12 μg/L，CA19－9 70.44 U/mL。既往 6 年前行胆囊切除术，否认高血压、糖尿病等病史。查体：全身浅表淋巴结未及明显肿大；心肺（－）；腹部平软，未及明显肿块，全腹无压痛及反跳痛。

请分析讨论：病史需补充的内容，查体重点内容，选择相关检查的要点并说明原因，诊断和鉴别诊断，治疗原则和注意事项。

（颜　芳　王　丹）

第十节 · 肝硬化

(一) 询问病史的重点

(1) 既往有无慢性肝炎史，有无长期饮酒史，有无长期服用对肝脏有损伤的药物史，有无自身免疫性疾病，有无慢性心功能不全病史及胆道系统疾病等。

(2) 主要临床表现：有无纳差、腹胀、恶心、乏力等病史。有无肝区疼痛不适、精神神经系统症状。

(二) 体格检查

(1) 面色：多有慢性肝病面容，面色灰暗黝黑。

(2) 肝掌、蜘蛛痣、黄疸、腹壁静脉曲张等。

(3) 肝脾肿大情况：代偿期肝硬化患者肝脏可轻度肿大，脾轻至中度肿大；失代偿期患者肝脏明显缩小，脾脏常明显肿大。

(4) 其他：检查有无腹水体征（移动性浊音）、下肢水肿、胸水体征、脐疝、切口疝等。

(三) 实验室检查及辅助检查

1. 血常规　有无贫血及白细胞、血小板减少等。

2. 肝功能检查

(1) 酶学检查：检查有无谷丙转氨酶（GPT/ALT）、谷草转氨酶（GOT/AST）、碱性磷酸酶（ALP）、GGT、5′-NT 等升高。

(2) 胆红素及蛋白代谢：血清胆红素、结合/非结合胆红素变化、血清总蛋白水平、A/G 值。

(3) 其他：凝血酶原时间（PT）、凝血酶原活动度、AFP 等。

(4) 肝脏纤维化指标：Ⅲ型前胶原氨基末端肽(PⅢNP)、Ⅳ型胶原、脯氨酰羟化酶等。

3. 影像学检查　B 超、CT、MRI 可显示肝脏大小、形态、边缘、肝内回声及密度、各叶大小比例、血管走向的改变及腹水等。

4. 胃镜、上消化道 X 线钡餐检查　了解有无食管静脉曲张及程度。

5. 肝组织活检　为诊断病因及病变程度的金标准。

（四）诊断与鉴别诊断

1. 诊断　根据病史、临床表现、实验室检查，诊断可以成立。

2. 病因　结合病史以明确发病原因，主要有病毒性肝炎、酒精中毒、血吸虫病、胆汁淤积、代谢障碍等。

3. 鉴别诊断

（1）早期肝硬化应与表现为肝肿大的疾病相鉴别：如病毒性肝炎、原发性肝癌、华支睾吸虫病、肝包虫病等。

（2）出现腹水应与引起腹水和腹部肿大的疾病相鉴别：如结核性腹膜炎、糖尿病酮症酸中毒、慢性肾炎等。

（五）治疗原则

（1）针对病因治疗，必要时抗炎、抗肝纤维化治疗。

（2）注意肝硬化并发症防治。

（3）并发肝癌，手术治疗为首选方法，不适宜手术者，可给予 TACE 等治疗。

（六）病例（小组讨论）

患者男性，55 岁。乏力、腹胀半年，加重 1 周。患者于半年前开始乏力、腹胀，自服“酵母片”无效，未系统诊治。自入院前 1 周开始症状加重，伴腹痛及发热（体温最高达 38.5℃）。10 年前体检时发现 HBsAg 阳性。无长期服药史，无特殊嗜好。查体：体温 38.0℃，心率 96 次/min，呼吸 20 次/min，血压 120/60 mmHg；神志清，巩膜轻度黄染，颈部可见 2 个蜘蛛痣；双肺呼吸音清，叩诊心界不大，心率 96 次/min，心律齐，各瓣膜区未闻及杂音；腹部膨隆，有压痛及反跳痛，肝脏无肿大，脾肋下 3 cm 可及，移动性浊音（+），肠鸣音 4 次/min，双下肢水肿。血常规示白细胞 5.5×10^9/L、中性粒细胞比例 85%，血红蛋白 79 g/L，血小板 53×10^9/L。肝功能示 ALT 62 U/L，AST 85 U/L。

请分析讨论：病史需补充的内容，选择相关检查的要点并说明原因，诊断和鉴别诊断，治疗原则和注意事项。

（林　寒　孔凡扬　钱阳阳）

第十一节 · 肝性脑病

（一）询问病史的重点

（1）有无诱因：如消化道出血、感染、利尿剂使用不当、放腹水、便秘、服用镇静安眠药、高肝病饮食等。

（2）主要临床症状：有无性格改变、行为异常、意识障碍甚至昏迷等。

（3）既往病史：有无肝硬化病史、门-体分流手术史。

（二）体格检查

（1）肝病体征：有无皮肤和巩膜黄染、肝掌及蜘蛛痣、肝性面容，有无心肺异常体征，有无肝脾肿大、腹部包块及腹水体征。

（2）神经精神体征：注意患者精神状态、性格行为的改变，有无扑翼样震颤、昏睡、昏迷，有无智力障碍、肌张力增强、腱反射亢进等。

（三）实验室检查及辅助检查

（1）血常规、肝功能及血氨测定。

（2）简易智力测验。

（3）脑电图改变。

（4）CT、MRI 排除颅内病变。

（四）诊断与鉴别诊断

（1）诊断：根据肝病病史、广泛性门-体分流、神经精神症状及体征、诱发因素、高振幅低频波和三相波等经典脑电图改变、明显肝功能损害及血氨升高等可确立诊断。

（2）鉴别诊断：注意与精神病及引起昏迷的其他疾病如代谢性脑病、颅内血管性病变、感染等相鉴别。

（五）治疗原则

（1）去除诱因。

（2）限制蛋白质摄入。

（3）给予门冬氨酸鸟氨酸、精氨酸、谷氨酸钠、谷氨酸钾、支链氨基酸等治疗。

（4）乳果糖清洁灌肠。

（5）口服新霉素及其他抗生素等。

（6）加强病情观察，防止其他并发症发生，加强全身支持。

（六）病例（小组讨论）

患者男性，58 岁，因“尿黄 10 天，伴意识模糊 1 天”入院。查体：体温 36.6℃，心率 79 次/min，血压 126/76 mmHg；精神状态差，间断意识模糊，烦躁，对答不切题，腹膨隆，无压痛，肠鸣音可，移动性浊音阴性。实验室检查：总胆红素 548.4 μmol/L，白蛋白

31.9 g/L，谷丙转氨酶 281 U/L，谷草转氨酶 548 U/L，PT 19.2 s。患者“乙肝”30 年，无高血压、心脏病史，无糖尿病、脑血管疾病病史，无肝炎、结核、疟疾病史，预防接种史不详，无外伤、输血史，无食物、药物过敏史。

请分析讨论：病史需补充的内容，选择相关检查的要点并说明原因，诊断和鉴别诊断，治疗原则和注意事项。

（林 寒 孔凡扬 钱阳阳 王 丹）

第十二节 · 原发性肝癌

（一）询问病史的重点

（1）起病情况：起病隐匿，早期无症状。

（2）高危人群：具有乙型肝炎病毒（HBV）和（或）丙型肝炎病毒（HCV）感染、过度饮酒、非酒精性脂肪性肝炎、其他原因引起的肝硬化及有肝癌家族史等人群，尤其是年龄>40 岁的男性。

（3）症状：通常来自肝癌及基础肝病两个方面，最常见症状为肝区疼痛（性质、持续时间、有无放射痛、缓解及加重因素等），非特异性消化道症状（腹胀、食欲减退、恶心、呕吐、腹泻等），乏力、消瘦、发热、黄疸等；转移灶引起的相关症状，如肺转移引起咳嗽，骨转移引起疼痛；并发症引起的症状，如消化道出血、肿瘤破裂所致急腹症、肝性脑病等。

（二）体格检查

（1）肝区疼痛、肝脏进行性肿大或伴有结节（位置、大小、质地、边缘、压痛等）。

（2）黄疸、腹水、肝硬化门静脉高压征象。

（3）转移灶引起的相应体征。

（三）实验室检查及辅助检查

1. 常规检测　血常规、尿常规、粪常规及隐血、血液生化、HBV、HCV 等。

2. 血清肿瘤标志物　甲胎蛋白（AFP），异常凝血酶原（DCP/PIVKA－Ⅱ）。基于性别、年龄、AFP、PIVKA－Ⅱ和 AFP－L3 构建的 GALAD 模型在诊断早期肝癌的敏感性和特异性分别为 85.6%和 93.3%。

3. 分子标志物　血浆游离微 RNA（miRNA）和血清甲胎蛋白异质体（AFP－L3）也可作为肝癌早期诊断标志物，特别是对于血清 AFP 阴性人群。

4. 影像学检查　B 超、CT、MRI、DSA、PET－CT 和 PET－MRI。

（四）诊断与鉴别诊断

1. 诊断　肝癌高危人群，出现不明原因肝区疼痛、进行性肝肿大、消瘦等，筛查 AFP>400 μg/L 持续 4 周，并能排除妊娠、活动性肝病、生殖腺胚胎源性肿瘤及转移性肝癌者，有典型影像学表现即可临床诊断，病理学诊断为金标准（有典型肝癌影像特征的肝占位，符合肝癌临床诊断标准，无须进行以诊断为目的的肝穿刺活检）。

2. 鉴别诊断

（1）AFP 阳性肝癌需与妊娠及生殖腺、胚胎源性肿瘤、肝炎/肝硬化活动期及消化道肿瘤肝转移鉴别。

（2）AFP 阴性肝癌需与肝血管瘤、继发性肝癌、肝脓肿、肝肉瘤等鉴别。

（五）治疗原则

强调多学科综合诊治（MDT），常见治疗方法包括肝切除术、肝移植术、消融治疗、TACE、放射治疗、系统抗肿瘤治疗等多种手段，针对不同分期的肝癌患者选择合理的治疗方法可以使疗效最大化。

（1）外科手术：是患者获得长期生存的重要手段，主要包括肝切除术和肝移植术。

（2）消融治疗：射频消融（RFA）、微波消融（MWA）、无水酒精瘤内注射（PEI）等。

（3）肝动脉栓塞化疗 TACE：是肝癌常用的非手术治疗方法，主要适用于 CNLC Ⅱb、Ⅲa 和部分Ⅲb 期肝癌患者。

（4）放射治疗：立体定向放疗（SBRT）、放射性粒子植入等。

（5）抗肿瘤药物治疗：靶向药物（索拉非尼、多纳非尼、仑伐替尼、阿帕替尼、贝伐珠单抗等），免疫检查点抑制剂（阿替利珠单抗、帕博利珠单抗、卡瑞利珠单抗、替雷利珠单抗等），化疗药物（氟尿嘧啶类、奥沙利铂等）。

（6）根据病情需要，可以应用中医药治疗。

（7）对于病毒性肝炎相关的肝癌，抗病毒治疗应贯穿治疗全过程，同时酌情进行保肝利胆、止痛、营养支持、对症治疗等。

（六）病例（小组讨论）

患者男性，56 岁，右上腹不适 1 月余。患者 1 个月前无明显诱因出现右上腹隐痛不适，无发热、黄疸、寒战、呼吸困难等不适，精神、食欲尚可，睡眠一般，6 个月内体重下降 8 kg。既往史：慢性肝炎 30 余年，否认高血压、糖尿病等病史。查体：神清，精神可，贫血貌，肝病面容，胸前壁可见散在蜘蛛痣，心、肺无特殊，右上腹轻压痛，无反跳痛，肝、脾肋下未触及，移动性浊音可疑阳性，双下肢无水肿。

请分析讨论：病史需补充的内容，查体重点内容，选择相关检查的要点并说明原因，诊断和鉴别诊断，治疗原则和注意事项。

（颜 芳 王 丹）

第十三节 急性胰腺炎

（一）询问病史的重点

（1）起病情况：了解诱因、起病情况。

（2）流行病学资料：有无饮酒史、暴饮暴食史、手术创伤史。

（3）主要临床特点：有无腹痛、发热、恶心、呕吐，有无休克，及水、电解质及酸碱平衡紊乱。

（4）既往病史：有无胆道疾病、胰管结石、胰腺肿瘤等。

（5）药物史：有无服用肾上腺皮质激素、硫唑嘌呤等。

（二）体格检查

（1）一般情况：了解意识状况、生命体征，有无发热、呼吸困难、休克等表现。

（2）腹部体征：有无压痛、反跳痛，有无腹部包块，有无腹膜刺激征及移动性浊音。

（3）皮肤、巩膜有无黄染，有无 Grey－Turner 征、Cullen 征等。

（三）实验室检查与辅助检查

（1）血常规、生化、淀粉酶、脂肪酶、C 反应蛋白。

（2）影像学检查：B 超、胰腺薄层 CT、MRCP、超声内镜等。

（3）其他检查：胸片、心电图、运动试验等检查排除心肺疾病的可能。

（四）诊断与鉴别诊断

（1）诊断：根据病史、临床表现、实验室及影像学检查可以得出诊断。

（2）鉴别诊断：应与消化性溃疡穿孔、急性肠梗阻、胆石症、心肌梗死等相鉴别。

（五）治疗原则

（1）采取综合性治疗，主要着重抑制胰腺分泌。

（2）纠正休克和水、电解质平衡失调。

（3）防止感染，合理使用抗生素，预防并发症、镇痛等。

（六）病例（小组讨论）

患者男性，63 岁。主诉：中上腹痛伴呕吐 14 h。患者 14 h 前出现中上腹部疼痛，呈持续性钝痛，并逐渐加重，腰酸明显，疼痛在仰卧位加重，蜷曲位减轻，伴恶心、呕吐，呕吐两次胃内容物，解黄色稀便 1 次，在某卫生院肌内注射消旋山莨菪碱后疼痛无缓解，腹痛前参加聚餐饮白酒约 200 g 及进食较多。既往曾有右上腹发作性疼痛史，3 年前 B 超发现“胆囊炎、胆囊结石”，有原发性高血压病史 5 年，平时服“尼群地平”“丹参片”，血压控制情况不详。查体：体温 38.7℃，心率 110 次/min，呼吸 21 次/min，血压 80/50 mmHg，一般情况差，腹平软，中上腹明显压痛、反跳痛，肠鸣音减弱，移动性浊音阴性。辅助检查：血白细胞 22.3×10^{9}/L，中性粒细胞 92%，血淀粉酶 120 U/L，血糖 14.3 mmol/L，血钙 1.50 mmol/L；腹部平片未见膈下游离气体，未见气液平面；B 超示胆囊结石、胆囊炎，胰腺体积饱满回声稍低，肝、脾、双肾未见明显异常。

请分析讨论：病史需补充的内容，选择相关检查的要点并说明原因，诊断和鉴别诊断，治疗原则和注意事项。

（林　寒　孔凡扬　钱阳阳）

第十四节　慢性胰腺炎

（一）询问病史的重点

（1）起病情况。

（2）主要临床症状：了解病程长短、发作规律，有无腹痛、腹泻、脂肪泻，有无消瘦、营养不良，有无糖尿病、糖耐量试验异常等。

（3）既往病史：有无烟酒史、胆道疾病史、急性胰腺炎；有无高钙血症、高脂血症、遗传因素等。

（二）体格检查

（1）腹痛：发作的性质、部位，有无放射痛，有无诱因，以及与体位的关系。

（2）胰腺功能不全表现：有无消化吸收功能障碍的表现（如脂肪泻、消瘦），有无糖尿病、糖耐量异常等。

（3）有无腹部包块、黄疸。

（三）实验室检查及辅助检查

（1）血清淀粉酶及脂肪酶测定、血钙、血脂、甲状旁腺素、IgG4、CA19－9 等检测。

（2）脂溶性维生素、血清白蛋白、前白蛋白等营养状况指标检测。

（3）胰腺内、外分泌功能检测。

（4）基因检测。

（5）影像学检查：B 超、胰腺 CT、MRCP、ERCP、超声内镜等检查。

（6）胰腺病理组织检查。

（四）诊断与鉴别诊断

（1）诊断：根据病史及辅助检查，诊断可以确立。

（2）鉴别诊断：应与胰腺癌、壶腹区肿瘤、消化性溃疡、胆道疾病等鉴别。

（五）治疗原则

（1）一般治疗：禁酒戒烟，避免过量高脂、高蛋白质饮食。

（2）外分泌不足治疗：胰酶替代疗法。

（3）内分泌不足治疗：合理饮食、降糖治疗。

（4）胰腺疼痛治疗：镇痛药、内镜下介入治疗（胰管支架植入、胰管碎石/取石、腹腔神经节阻断术等），必要时进行外科手术治疗。

（六）病例（小组讨论）

患者男性，51 岁，上腹痛 5 年，加重伴腹泻 2 年。患者 5 年前无诱因出现中上腹不适，进食后加重，疼痛不剧烈，多次行胃镜、B 超检查未见异常。2 年前感上述症状加重，伴腰背部放射痛，间断腹泻，多为稀便，混有不消化食物，结肠镜检查未见异常。

请分析讨论：病史需补充的内容，查体重点内容，选择相关检查的要点并说明原因，诊断和鉴别诊断，治疗原则和注意事项。

（林　寒　孔凡扬　钱阳阳　潘　骏）

第十五节 胰腺癌

（一）询问病史的重点

1. 起病情况　该病恶性程度较高，进展迅速，但起病隐匿，早期症状不典型，临床就诊时大部分患者已属于中晚期。

2. 流行病学资料

（1）非遗传性危险因素：长期吸烟、高龄、高脂饮食、体重指数（BMI）超标、慢性胰腺炎或伴发糖尿病等。

（2）遗传性危险因素：约10%胰腺癌患者具有家族遗传性，如遗传性胰腺炎、波伊茨-耶格综合征、家族性恶性黑色素瘤及其他遗传性肿瘤疾病。*CDKN2A*、*BRCA1/2*、*PALB2* 等基因突变被证实与家族性胰腺癌发病密切相关。

3. 症状　首发症状往往取决于肿瘤的部位和范围，如胰头癌可出现梗阻性黄疸；而早期胰体尾部肿瘤一般无黄疸。主要临床表现包括腹部不适或腹痛、黄疸、体重减轻等症状。

（1）腹部不适或腹痛：是常见的首发症状。多数患者仅表现为上腹部不适或隐痛、钝痛和胀痛等。易与胃肠和肝胆疾病的症状混淆。若还存在胰管梗阻，进食后可出现疼痛或不适加重。中晚期肿瘤侵及腹腔神经丛可导致持续性腹痛。

（2）消瘦和乏力：80%～90%胰腺癌患者在疾病初期即有消瘦、乏力、体重减轻。

（3）消化道症状：当肿瘤阻塞胆总管下端和胰管时，胆汁和胰液不能进入十二指肠，常出现消化不良症状。胰腺外分泌功能损害可能导致腹泻、脂肪泻。晚期胰腺癌侵及十二指肠，可导致消化道梗阻或出血。

（4）黄疸：与胆道出口梗阻有关，是胰头癌最主要的临床表现，可伴有皮肤瘙痒、深茶色尿和陶土样便。

（5）其他症状：部分患者可伴有持续性或间歇性低热，且一般无胆道感染。部分患者还可出现血糖异常。

（二）体格检查

胰腺癌早期无明显体征，随着疾病进展，可出现消瘦、上腹压痛和黄疸等体征。

（1）消瘦：晚期患者常出现恶病质。

（2）黄疸：多见于胰头癌，由于胆道出口梗阻导致胆汁淤积而出现。

（3）肝脏肿大：为胆汁淤积或肝脏转移的结果，肝脏质硬、大多无痛，表面光滑或结节感。

（4）胆囊肿大：部分患者可触及囊性、无压痛、光滑且可推动的胆囊，称为库瓦西耶征，是壶腹部周围癌的特征。

（5）腹部肿块：晚期可触及腹部肿块，多位于上腹部，位置深，呈结节状，质地硬，不活动。

（6）其他体征：晚期胰腺癌可出现锁骨上淋巴结肿大、腹水等体征；脐周肿物或可触及的直肠-阴道或直肠-膀胱后壁结节。

（三）实验室检查及辅助检查

（1）肝功能、血糖检测：血糖变化与胰腺癌发病或进展有关。

（2）血液肿瘤标志物检测：CA19－9、癌胚抗原（CEA）、糖类抗原125（CA125）等，其中CA19－9是胰腺癌中应用价值最高的肿瘤标志物，可用于辅助诊断、疗效监测和复发监测。

（3）影像学检查：B超、CT、MRI/MRCP、正电子发射计算机体层显像（PET－CT）和（或）PET－MRI、骨扫描（ECT），ERCP和超声内镜（EUS）可行穿刺活检。

（4）分子检测：BRCA1/2、NTRK1/2/3、PALB2、ATM/ATR和RAS等。

（四）诊断与鉴别诊断

1. 诊断　根据临床表现和辅助检查，诊断基本确立。

2. 鉴别诊断

（1）慢性胰腺炎：慢性胰腺炎发病缓慢，病史长，常反复发作，较少出现黄疸症状。

（2）壶腹癌：黄疸是最常见症状，在早期即可以出现黄疸。十二指肠低张造影可显示十二指肠乳头部充盈缺损、黏膜破坏双边征。超声、CT、MRI、ERCP 等检查可显示胰管和胆管扩张，胆道梗阻部位较低，双管征，壶腹部占位病变。

（3）胰腺囊腺瘤与囊腺癌：多发生于女性患者，肿瘤标志物 CA19－9 无升高，超声、CT、EUS 可显示胰腺内囊性病变、囊腔规则，而胰腺癌只有中心坏死时才出现囊变且囊腔不规则。

（4）胆总管结石：往往反复发作，黄疸水平波动较大，发作时多伴有腹痛、寒战和发热、黄疸三联征，多数不难鉴别。

（5）胰腺其他占位性病变：主要包括胰腺假性囊肿、胰岛素瘤、实性假乳头状瘤等，临床上生长一般较缓慢，病程较长，同时可有特定的临床表现，如胰岛素瘤可表现发作性低血糖症状，胰腺假性囊肿患者多有急性胰腺炎病史，结合 CT 等影像学检查一般不难鉴别，必要时可通过穿刺活检及病理检查协助诊断。

（五）治疗原则

多学科综合诊治是任何分期胰腺癌治疗的基础，根据不同患者身体状况、肿瘤部位、侵及范围、临床症状，有计划、合理地应用现有的诊疗手段，以求最大幅度地根治、控制肿瘤，减少并发症和改善患者生命质量。胰腺癌的治疗主要包括手术治疗、放射治疗、化学治疗、介入治疗和最佳支持治疗等。

（1）手术治疗：手术切除是胰腺癌患者获得治愈机会和长期生存的唯一有效方法，但超过 80% 的胰腺癌患者因病期较晚而失去手术机会。

（2）放射治疗：放射治疗是胰腺癌的重要局部治疗手段之一，贯穿各个分期，如立体定向放射治疗（SBRT）、粒子源植入等。

（3）介入治疗：主要治疗手段包括经动脉灌注化疗、消融治疗、PTCD、ERCP、胆道支架植入、消化道支架植入、出血栓塞治疗、癌痛腹腔神经丛阻滞治疗（CPN）。

（4）抗肿瘤药物（如吉西他滨、白蛋白紫杉醇、替吉奥、卡培他滨、伊立替康、奥沙利铂、尼妥珠单抗等）的应用。

（5）支持治疗：贯穿胰腺癌治疗的始终，预防或减轻临床症状，提高生命质量，包括控制疼痛、改善营养状况等。

（六）病例（小组讨论）

患者男性，57 岁，上腹不适 2 月余，尿色加深 1 周。患者 2 个月前无明显诱因出现上腹胀痛不适，疼痛无放射，无恶心、呕吐，1 周前出现尿色加深，伴有巩膜黄染。既往 10 年前行开腹阑尾切除术，否认糖尿病等病史。查体：巩膜黄染，腹平软，无压痛。

请分析讨论：病史需补充的内容，查体重点内容，选择相关检查的要点并说明原因，诊断和鉴别诊断，治疗原则和注意事项。

（林　寒　颜　芳　王　丹）

第十六节　结核性腹膜炎

（一）询问病史的重点

（1）起病情况：是否有诱因，起病缓急。

（2）既往病史：是否存在肺或其他器官的结核原发病灶。

（3）主要症状：是否有腹胀、腹痛、发热、消瘦、纳差等表现。

（二）体格检查

（1）全身表现：有无体温升高、消瘦，有无其他器官的结核病体征。

（2）腹部体征：有无腹部压痛、反跳痛，有无腹壁“揉面感”、移动性浊音、腹部包块。

（三）实验室检查与辅助检查

（1）血常规、红细胞沉降率。

（2）结核菌素试验、结核感染 T 细胞检测。

（3）腹水检查：腹水抽吸和抗酸杆菌染色、培养，腹水腺苷脱氢酶测定。

（4）影像学检查：B 超、X 线腹部平片及钡餐、腹腔镜活检。

（四）诊断与鉴别诊断

（1）诊断：根据病史、临床表现及辅助检查，诊断可以明确。

（2）鉴别诊断：注意与腹腔肿瘤、化脓性腹膜炎、急性肠系膜淋巴结炎、淋巴瘤等相鉴别。

（五）治疗原则

同肺结核及肠结核，应采取早期、联合药物治疗，出现黏连和炎症引起并发症时需要手术干预。

（六）病例（小组讨论）

患者女性，26 岁。主诉：腹胀 1 月余，加重 2 周。患者 1 个月前无明显诱因出现腹胀，以下腹部明显，伴轻度腹痛不适，自感乏力，以午后为著，伴颜面及手足烧灼感，夜间出汗较多，无四肢关节疼痛及皮疹，无胸闷、心慌及气短；食纳较差，无恶心、呕吐及厌油腻；在当地医院给予口服中药治疗1周，症状无明显改善，且间断出现发热，体温波动在37.0~38.0℃之间，多发生在午后，无寒战、高热，也无咳嗽、咳痰。2周前腹胀明显加重，B超检查提示腹腔包裹性积液，肝、胆、脾、胰正常。自发病以来，精神欠佳，睡眠可，大小便正常，体重减轻约3 kg。既往体健。查体：体温37.6℃，睑结膜轻度苍白，腹膨隆，腹部触诊有柔韧感，左下腹部有压痛，无反跳痛，肝、脾肋下未触及，移动性浊音阳性，肠鸣音正常；双下肢无水肿。

请分析讨论：病史需补充的内容，查体重点内容，选择相关检查的要点并说明原因，诊断和鉴别诊断，治疗原则和注意事项。

（林　寒　孔凡扬　钱阳阳）

第十七节　上消化道出血

（一）询问病史的重点

（1）起病情况：了解主要诱因及缓急轻重。

（2）主要症状：是否有呕血、黑便、便血，出血量多少，出血速度，是否有出血性休克的表现，如头晕、冷汗、晕厥等。

（3）既往病史：是否有消化性溃疡、慢性肝病、酗酒史、NSAID药物服用史等。

（二）体格检查

（1）一般情况：评估休克和失血量。了解患者的生命体征，是否脉搏细速、皮肤湿冷、血压下降等休克表现。

（2）腹部体征：是否有上腹部压痛、肝脾肿大、腹部包块、腹水体征等。

（三）实验室检查与辅助检查

（1）血常规、血型交叉配型。

（2）肝功能、肾功能、电解质和凝血。

（3）特殊检查：急诊内镜检查（出血后 24~48 h 内进行）、选择性动脉造影等。

（四）诊断与鉴别诊断

（1）诊断：一般根据呕血、黑便、周围循环血容量不足的表现可以确立诊断，但需排除消化道以外的出血因素，如呼吸道出血（咯血），口、鼻、咽喉部出血，进食引起的黑粪，并需排除下消化道出血可能。

（2）病因分析：根据临床表现及辅助检查，可明确出血的病因，一般分为三大类：① 消化道本身疾病；② 消化道邻近脏器病变；③ 全身性疾病的表现之一。

（五）治疗原则

（1）积极治疗原发病。

（2）诊断出血性休克时采取必要的抢救措施，积极补充血容量。

（3）采取迅速的止血措施，包括药物、镜下止血等。

（4）若内科保守治疗无效，则考虑外科手术治疗。

（六）病例（小组讨论）

患者男性，45 岁，以“间断解黑便 5 天，呕血 1 天”入院。入院前 5 天无明显诱因排成形柏油样大便，量约 20 mL，无腹痛、恶心、呕吐、呕血、头晕等。入院前 4 天再次排出不成形黑便，量约 50 mL。未予重视。

患者今晨进食苹果后出现恶心、呕吐，呕吐物为咖啡色液体，量约 500 mL，随即出现头晕、心慌。患者既往有慢性乙型肝炎病史 20 年。查体：体温 36.8℃，心率 128 次/min，呼吸 22 次/min，血压 86/50 mmHg，神志清楚，贫血貌，前胸可见 2 枚蜘蛛痣，双肺未闻及啰音，心律齐，未闻及杂音；腹平软，左上腹轻压痛，无反跳痛，未触及包块，肝、脾肋下未扪及，移动性浊音阴性，肠鸣音 8 次/min。血常规示白细胞 11.5×10^9/L，中性粒细胞 63.5%，血红蛋白 66 g/L，血小板 230×10^9/L。

请分析讨论：病史特点，诊断和鉴别诊断，以及进一步检查与治疗原则。

（孙 畅 孔凡扬 钱阳阳 潘 骏）

第十八节 有机磷农药中毒

（一）询问病史的重点

1. 起病情况 了解是否有有机磷接触史、起病的主要诱因及缓急轻重。

2. 主要症状

（1）患者身体污染部位、呼出气味、呕吐物及洗胃抽出液具有特殊的大蒜味。

（2）毒蕈碱样症状：多汗、流泪、流涎、腹泻、心跳减慢、瞳孔缩小、恶心、呕吐，肺部大量湿啰音。

（3）烟碱样症状：骨骼肌兴奋、肌束挛缩、肌纤维颤动，晚期呼吸肌麻痹，引起呼吸衰竭。

（4）头晕、头痛、乏力、言语不清、嗜睡、昏迷、脑水肿、抽搐等。

（二）体格检查

脉搏、呼吸、血压、瞳孔大小、肺部啰音、全身出汗等。

（三）实验室检查与辅助检查

（1）全血胆碱酯酶活力测定　正常人 100%，轻度中毒 70%～50%，中度中毒 50%～30%，重度中毒 30%以下。

（2）阿托品试验　用于病史不清、症状不典型时。阿托品 2 mg 静脉注射，10 min 不出现阿托品化现象者为有机磷中毒，否则诊断不能成立，注意农药五氯酚钠禁用此试验。

（四）诊断与鉴别诊断

1. 诊断

（1）有机磷接触史：发病前 12 h 内的接触史有意义，超过 1 天无意义。

（2）有典型的中毒症状与体征：流涎、大汗、瞳孔缩小和肌颤。

（3）胆碱酯酶活力降低<70%。

2. 鉴别诊断　应与氨基甲酸酯类农药中毒、食物中毒、急性胃肠炎鉴别。

（五）治疗原则

1. 脱离环境　脱除污染衣物，立即用肥皂水或清水冲洗体表。

2. 洗胃　用清水或 2% 碳酸氢钠（敌百虫中毒忌用）或 1∶5 000 高锰酸钾溶液（对硫磷中毒忌用）反复洗胃至洗出液清亮。

3. 导泻　从胃管注入硫酸钠 20～40 g（溶于 20 mL 水）或注入 20% 甘露醇 250 mL，以抑制毒物吸收，促进毒物排泄。

4. 抗胆碱药　阿托品使用原则为早期、适量、迅速达到“阿托品化”——口干、皮肤干燥和心率不低于正常值、毒蕈碱样症状消失。注意阿托品过量也可使神志改变，轻则躁动、谵妄，重者昏迷，因此不能以瞳孔大小、颜面潮红和神志变化作为达到“阿托品化”的必需指标。

5. 解毒剂（复能剂） 常用的药物有碘解磷定（PAM）和氯解磷定（PAM-CL），使用原则是“早期、足量、足疗程”。复能剂应用足量的指标：当毒蕈碱样症状和肌颤消失、胆碱酯酶活力为50%~60%时，可停药，如再次出现上述症状和指征，应该尽快补充用药，再次给予首次用药的半量；停药12 h以上，患者胆碱酯酶活力仍保持在60%以上时可考虑出院。

6. 对症治疗

（1）维持正常心肺功能，保持呼吸道通畅。

（2）出现呼吸衰竭时，立即吸氧、吸痰，必要时行气管插管、人工呼吸。

（3）有肺水肿者，使用阿托品的同时可给予糖皮质激素、呋塞米。

（4）出现休克时，使用升压药。

（5）出现脑水肿时，使用脱水剂和糖皮质激素。

（6）出现心律失常时，按心律失常类型应用抗心律失常药物。

（7）维持水电解质、酸碱平衡。

（8）保护肝脏，保肝药物应用。

（9）防治感染，适量抗生素应用。

（10）危重患者可输新鲜血浆治疗，以促进血中毒素排出及胆碱酯酶活力恢复。

（六）病例（小组讨论）

患者女性，35岁，昏迷1 h。患者1 h前因与家人不和，自服药水一小瓶，把药瓶打碎扔掉，5 min后出现腹痛、恶心，并呕吐1次，吐出物有大蒜味，逐渐神志不清，急送来诊，病后大小便失禁，出汗多。既往体健。查体：体温 36.5℃，心率 60 次/min，呼吸 30 次/min，血压 110/80 mmHg，平卧位，神志不清，呼之不应，压眶上有反应，皮肤湿冷，肌肉颤动，巩膜不黄，瞳孔针尖样，对光反射弱，口腔流涎，肺叩清，两肺较多哮鸣音和散在湿啰音，心界不大，心律齐，无杂音，腹平软，肝、脾未触及。实验室检查：血红蛋白 125 g/L，白细胞 7.4×10^9/L，中性粒细胞 68%，淋巴细胞 30%，单核细胞 2%，血小板 156×10^9/L。

请分析讨论：病史需补充的内容，查体重点内容，选择相关检查的要点并说明原因，诊断和鉴别诊断，治疗原则和注意事项。

（林　寒　孔凡扬　王　丹）

附一　腹腔穿刺术

（一）适应证与禁忌证

1. 适应证

（1）明确腹腔积液的性质。

（2）穿刺抽液减轻腹胀和呼吸困难症状。

（3）腹腔内注药。

2. 禁忌证

（1）腹腔粘连、包块。

（2）有肝性脑病或脑病先兆。

（3）包虫病的包囊。

（4）卵巢囊肿。

（5）严重肠胀气。

（6）躁动不能合作者。

（二）操作方法

1. 穿刺部位和体位

（1）患者取半卧位、平卧位或左侧卧位。

（2）选择适宜的穿刺点：① 左下腹脐与髂前上棘连线中、外1/3交点，此处不易损伤腹壁动脉，最为常用；② 脐与耻骨联合连线中点上方1.0 cm、偏左或偏右1.5 cm处，此处无重要器官且易愈合；③ 侧卧位，在脐水平线与腋前线或腋中线之延长线相交处，此处常用于诊断性穿刺；④ 少量积液，尤其有包裹性分隔时，须在B超指导下定位穿刺。

2. 术前准备

（1）术者准备：仔细体检并备齐穿刺物品，将皮肤消毒用品、无菌手套、局麻药物、治疗用药和腹穿包携至操作地点；腹穿包应有注射器、腹穿针、标本瓶、孔巾等。

（2）患者准备：向患者说明穿刺目的，消除顾虑；术前嘱患者排尿排空膀胱，以免穿刺时损伤。

3. 具体操作

（1）按上述方法摆好患者体位，确定穿刺点。

（2）操作者先戴口罩、帽子，穿刺点周围常规皮肤消毒（范围至少15 cm），戴无菌手套，覆盖消毒洞巾。

（3）自皮肤至壁层腹膜以2%利多卡因作局部麻醉。

（4）术者左手固定穿刺部皮肤，右手持针经麻醉处垂直刺入腹壁，待针锋抵抗感突然消失时，示针尖已穿过壁层腹膜，即可抽取腹水，并留样送检。诊断性穿刺，可直接用20 mL或50 mL注射器及适当针头进行；大量放液时，可用8号或9号针头，并于针座接一橡皮管，助手用消毒血管钳固定针头，以输液夹子调整放液速度，将腹水引入容器中记量并送检。

（5）放液后拔出穿刺针，覆盖消毒纱布，以手指压迫数分钟，再用胶布固定。大量放液后，需束以多头腹带，以防腹压骤降、内脏血管扩张引起血压下降或休克。

（三）注意事项

（1）术中应密切观察患者反应，如有头晕、心悸、恶心、气短、脉搏增快及面色苍白等，应立即停止操作，并作适当处理。

（2）放腹水时若流出不畅，可将穿刺针稍作移动或稍变换体位。

（3）放液不宜过快、过多，首次不超过 1 000 ~ 2 000 mL；以后每次不超过 3 000 ~ 6 000 mL，以免膈下移，影响呼吸和循环；肝硬化患者一次放液一般不超过 3 000 mL，以避免诱发肝性脑病。

（4）血性腹水，仅留取标本送检，不宜放液。

（5）对腹水量较多者，为防止漏出，在穿刺时即应注意勿使自皮到壁层腹膜的针眼位于一条直线上，方法是当针尖通过皮肤到达皮下后，即在另手协助下，稍向一旁移动一下穿刺针头，尔后再向腹腔刺入；如仍有漏出，可用蝶形胶布或火棉胶粘贴。

（6）术后嘱患者平卧，并使穿刺针孔位于上方以免腹水漏出。

（7）放液前后均应测量腹围、脉搏、血压，检查腹部体征，以防病情变化。

（林　寒　孔凡扬）

附二　三腔二囊管止血法

三腔二囊管由具有三腔通道的橡皮管和两个胶质气囊组成，侧管与胃气囊相通，为压迫胃底用；中间管腔与胃管末端相通，经小孔开口可向胃内注入药物或抽出胃内容物，另外一侧管与食管气囊相通，为压迫食管用。管长 1 m，管内的近端在 45 cm、60 cm 和 65 cm 处标记，分别标明管端是 45 cm（贲门）、60 cm（胃中部）、65 cm（幽门）的距离，借以判断气囊所在的部位。

（一）适应证与术前准备

1. 适应证　肝硬化门静脉高压引起食管、胃底静脉曲张破裂出血患者。

2. 术前准备

（1）物品准备：治疗推车及三腔双囊管 1 根，治疗车上放有大治疗盘 1 个，治疗碗 1 个，直止血钳两把，弯盘 1 个，60 mL 注射器 1 具，纱布数块，液体石蜡 1 瓶。治疗车下放有以下物品：血压计 1 个，动滑轮 200~400 g，牵引瓶盛水 200 mL，绷带 1 卷。

（2）用前要认真检查三腔双囊管有无破裂、阻塞。测双囊气体量：胃气囊 200~300 mL，食管气囊 100~200 mL。

（二）操作步骤

（1）清洁患者鼻腔，三腔管涂液体石蜡（长 65~70 cm）。

（2）抽空气囊内气。

（3）从鼻孔插入三腔管至刻度 60~65 cm。

（4）抽出胃内容物。

（5）胃气囊充气 200~300 mL，压力 50~60 mmHg，用止血钳夹紧。

（6）将三腔管轻轻提拉，感到有中等阻力（胃气囊压近胃底贲门处）。

（7）必要时食管气囊充气 100~200 mL，压力 30~50 mmHg，用止血钳夹紧（气囊压迫食管下端静脉）。

（8）200~400 g 重力在床头通过滑轮进行牵引。

（三）注意事项

（1）插管期间密切观察体温、脉搏、呼吸、血压情况（0.5~1 h 测量一次）。定时抽取胃液观察是否继续出血，如有血压下降、脉搏弱、出冷汗症状，应立即测气囊压力（2~4 h 测压一次），以维持气囊内有效压力。注意三腔管有无漏气及滑出，胃液是否为血性。如三腔管脱出，食管囊阻塞喉部应立即放气抢救。

（2）注意口腔清洁，减少细菌繁殖机会。防止口腔内的积血和分泌物吸入气管引起并发症。

（3）避免压迫部位缺血和坏死，每 6~12 h 放气一次。放气前先解除牵引，先放食管囊内气体，再放胃囊的气体；将三腔管向胃内送入少许，以免引起压迫性溃疡。放气 30 min 后再充气牵引。

（4）压迫时间一般以 3~5 天为限，如有继续出血可调整气囊压力或适当延长压迫时间。出血停止 24 h 后，在放气状态下观察 24 h，如无出血才可拔管。

（5）拔管时先放牵引，将气囊的气体抽净，口服石蜡 20 mL，随后慢慢将管拔出。

（林　寒　孔凡扬）

附三　胃镜检查术

（一）适应证与禁忌证

1. 适应证

（1）凡有消化道症状，疑有食管、胃及十二指肠病变临床需要确诊者。

（2）原因不明上消化道出血患者，需进行急诊内镜检查者。

（3）影像学检查发现上消化道病变，需要明确性质者。

（4）已确诊的上消化道癌前病变（如溃疡、萎缩性胃炎）需内镜随访复查者。

（5）判断药物对疾病（如消化性溃疡、幽门螺杆菌感染）的疗效。

（6）需要进行内镜下治疗者，如内镜下止血、息肉摘除、狭窄扩张、支架置入、上消化道异物取出等。

（7）胃癌家族史及其他胃癌高危人群上消化道检查。

（8）上消化道手术后有无法解释的消化道症状者及术后随访复查。

2. 绝对禁忌证

（1）严重心、肺疾病。

（2）食管、胃、十二指肠急性穿孔。

（3）精神失常不能合作者。

（4）急性重症咽喉部疾病。

（5）腐蚀性食管损伤的急性期。

（6）明显的胸主动脉瘤及脑卒中患者。

3. 相对禁忌证

（1）心、肺功能不全。

（2）消化道出血，血压未平稳。

（3）有出血倾向、血红蛋白低于 50 g/L 者。

（4）高度脊柱畸形、巨大食管或十二指肠憩室。

（二）操作步骤

（1）患者取左侧卧位，双腿屈曲，头垫低枕，使颈部松弛，松开领口及腰带，取下义齿。

（2）口边置弯盘，嘱患者咬紧牙垫，铺上无菌巾或毛巾。

（3）医生左手持胃镜操作部，右手持镜身先端约 20 cm 处，直视下将胃镜经口插入咽部，缓缓沿舌背、咽后壁插入食管。嘱患者深呼吸，配合吞咽动作可减少恶心，有助于插管。

（4）胃镜先端通过齿状线缓缓插入贲门后，在胃底部略向左、向上可见胃体腔，推进至幽门前区时，伺机进入十二指肠球部，再将先端右旋上翘 90°，操作者向右转体 90°调整胃镜深度，即可见十二指肠降段及乳头部。

（5）由此退镜，逐段观察，配合注气及抽吸，可逐一检查十二指肠、胃窦、胃角、胃体、胃底及食管各段。注意各部位管腔的大小、形态、黏膜皱襞、黏膜下血管、分泌物性状及胃蠕动情况。对病变部位可进行染色、局部放大、活检以明确诊断。

（三）注意事项

（1）操作前禁食、禁水 8 h；行无痛胃镜检查者需经麻醉师进行心肺功能评估；长期口服抗栓药物者应视情停药，以备活检及内镜下治疗。

（2）操作时应注意勿遗漏胃角上部、胃体垂直部及贲门下病变，退镜时尽量吸气，防止腹胀。

（3）操作后注意受检者一般情况及有无并发症发生。行无痛胃镜检查者转运至复苏室观察，直到完全清醒，由家属或专人陪同离院或返回病房。术后一般 30 min 可进食，取活检者术后 1 天内宜进温、软食。

（林　寒　孔凡扬　钱阳阳　潘　骏）

第四章　血液系统疾病

第一节　缺铁性贫血

（一）询问病史的重点

1. 起病情况　贫血的起病状况，症状持续时间。

2. 贫血的常见表现　头昏、乏力、活动后心慌、气急、食欲减退、腹胀等。

3. 组织缺铁的表现

（1）口腔：口角皲裂、口角炎、舌炎。

（2）指（趾）甲、皮肤：指（趾）甲扁平、无光泽，皮肤干燥、萎缩。

（3）食管、胃：吞咽困难或吞咽时有哽噎感。

（4）嗜异癖。

4. 缺铁的原因

（1）婴幼儿生长发育迅速需铁量增加，青少年偏食铁摄入不足。

（2）胃大部切除术后或萎缩性胃炎铁吸收不良。

（3）月经过多、消化道肿瘤引起的慢性失血、钩虫感染。

（二）体格检查

（1）面容、头发、皮肤、黏膜、指（趾）甲。

（2）心与肺：心尖搏动的位置、心率、心律、杂音，以及肺部干、湿啰音。

（3）肝、脾、淋巴结是否肿大。

（三）实验室检查与辅助检查

（1）常规检查：血常规、尿常规、粪常规+隐血、生化、肝功能、心电图。

（2）专科检查：血清铁蛋白、血清铁、总铁结合力、运铁蛋白饱和度、骨髓检查、骨髓细胞内、外铁。

（3）进一步检查：主要是明确缺铁的原因，如胃镜、肠镜、腹部 B 超及肿瘤标志物等。

（四）诊断和鉴别诊断

1. 诊断　根据小细胞低色素性贫血，结合血清铁蛋白、血清铁、总铁结合力，以及骨髓细胞内、外铁等检查来明确。

2. 与以下疾病鉴别

（1）海洋性贫血：溶血的表现、血红蛋白电泳异常。

（2）慢性病性贫血：有明确的病因，如慢性炎症、肿瘤、中毒。

（3）铁粒幼细胞性贫血：有家族遗传倾向，骨髓中有较多铁粒幼红细胞，储铁增加。

（五）治疗原则

（1）去除缺铁的病因：根据患者缺铁原因予相应治疗。

（2）补充铁剂（疗程及疗效的判断）：琥珀酸亚铁（速力菲）等。

（3）输血治疗：血红蛋白低于 60 g/L 时输红细胞悬液。

（六）病例（小组讨论）

患者女性，38 岁，乏力 6 个月，加重伴活动后心慌、气急 2 个月，查体：皮肤和黏膜苍白，心率 102 次/min，律齐，血常规示血红蛋白 62 g/L，白细胞 4.1×10^9/L，血小板 126×10^9/L，网织红细胞计数 0.015。

请分析讨论：病史需补充的内容，进一步检查，诊断及鉴别诊断，治疗原则。

（陈　莉　傅维佳）

第二节 · 再生障碍性贫血

（一）询问病史的重点

1. 起病情况　全血细胞减少的诱因、伴随症状及持续时间。

2. 全血细胞减少的症状

（1）贫血：头晕、乏力、心慌、胸闷、纳差等。

（2）感染：高热或不规则低热，以呼吸道及皮肤软组织感染为主。

（3）出血：皮肤瘀点、瘀斑、鼻衄、齿龈出血、消化道出血、女性月经过多。

3. 再生障碍性贫血的常见诱因

（1）药物及化学物质：氯霉素、苯、化学物质。

（2）电离辐射。

（3）感染：病毒性感染、严重的细菌感染如粟粒性肺结核、伤寒、白喉等。

（二）体格检查

（1）一般状况：体温、脉搏、面容、神态。

（2）皮肤和黏膜有无出血，口腔有无溃疡。

（3）心肺检查：心尖搏动位置、心率、心律、杂音、肺部干或湿啰音。

（4）有无肝、脾、淋巴结肿大。

（三）实验室检查与辅助检查

（1）常规检查：血常规+网织红细胞、尿常规+尿含铁血黄素、尿隐血、粪常规+隐血、生化、肝功能、心电图、胸部 X 线、腹部 B 超。

（2）专科检查：骨髓涂片+中性粒细胞碱性磷酸酶积分、骨髓活检、染色体核型。

（3）进一步检查：酸化血清溶血试验（Ham 试验）、糖水试验、PNH 克隆流式细胞检测、全套风湿免疫指标，如抗核抗体、双链 DNA 等。

（四）诊断和鉴别诊断

1. 诊断

（1）全血细胞减少伴相应的临床表现。

（2）无肝、脾、淋巴结肿大。

（3）网织红细胞绝对值<0. 01。

（4）骨髓多部位增生减低或重度减低。

（5）能排除引起全血细胞减少的其他疾病。

2. 与以下疾病鉴别

（1）阵发性睡眠性血红蛋白尿（PNH）。

（2）骨髓增生异常综合征（MDS）。

（3）急性白血病。

（4）自身抗体介导的全血细胞减少。
（5）脾功能亢进。

（五）治疗原则

（1）防止患者与任何对骨髓造血功能有毒性的物质接触。
（2）支持治疗：防治感染、纠正贫血、控制出血。
（3）促进骨髓造血：雄激素、造血生长因子。
（4）免疫抑制疗法：ATG/ALG、环孢素。
（5）造血干细胞移植：采用异基因移植。
（6）中医中药的应用：辨证论治。

（六）病例（小组讨论）

患者男性，28 岁，双下肢出血点 1 周，查体：皮肤、黏膜苍白，胸腹部、四肢皮肤散在大量出血点及紫癜，皮肤、巩膜无黄染，全身浅表淋巴结无肿大。血常规：白细胞 4.12×10^9/L，中性粒细胞 44.1%，红细胞 2.85×10^{12}/L，血红蛋白 75 g/L，血小板 8×10^9/L。

请分析讨论：病史需补充的内容，进一步检查，诊断及鉴别诊断，治疗原则。

（陈 莉 傅维佳）

第三节 溶血性贫血

（一）询问病史的重点

（1）既往有无溶血相关疾病史，如 20 岁以下的胆石症、反复发作贫血、黄疸、尿色深，不明原因的下肢慢性溃疡等。

（2）目前有无溶血的表现：急性者多有寒战、发热、腰背酸痛、血红蛋白尿等；慢性者有黄疸、脾肿大、乏力、贫血等。

（3）性别、发病年龄与籍贯：X 连锁遗传性溶血以男性发病为主，而自身免疫性溶血性贫血多见于成年女性，结缔组织病继发可能性大。自幼发病者多为遗传性溶血，成年后发病者多为获得性溶血。遗传性溶贫，尤其是血红蛋白病与地区、人种有关。

（4）家族史：上辈近亲婚配史，上辈、同辈健康状态或疾病史。

（5）有无溶血的严重并发症：溶血危象、再障危象、巨幼细胞贫血危象、血管栓塞危象等。

（二）体格检查

（1）生命体征：体温、脉搏、呼吸、血压。

（2）面容：观察有无儿童期严重持续溶贫导致的颅面骨外形改变；根据手、口唇、结膜判断有无贫血貌及贫血的严重程度。

（3）黄疸：根据巩膜、口腔黏膜、皮肤判断有无黄疸及黄疸的严重程度。

（4）脏器功能：心率，心律，肺部干、湿啰音，肝、脾是否肿大，肾区有无叩痛等。

（三）实验室检查与辅助检查

（1）常规检查：血常规、尿常规、粪常规+隐血、生化、肝肾功能、心电图。

（2）血常规：红细胞形态、网织红细胞生成指数、MCV、MCHC 等。

（3）尿常规：尿胆原、尿胆红素、隐血试验、含铁血黄素试验（Rous 试验）等。

（4）肝功能：总胆红素、直接胆红素、间接胆红素、乳酸脱氢酶、转氨酶等。

（5）骨髓穿刺：骨髓细胞学形态观察及铁染色等。

（6）溶血试验：应根据病情选择相应检查，包括红细胞渗透脆性试验、抗球蛋白试验（Coombs 试验）、Ham 试验、血细胞 CD55/CD59 检测、血红蛋白电泳、红细胞酶学的定量检查等。

（四）诊断和鉴别诊断

1. 诊断　根据病史、临床表现，以及实验室检查有贫血、红细胞破坏增多、骨髓红系代偿增生的证据可确诊。

2. 与以下疾病鉴别　首先与其他引起黄疸及网织红细胞增高的疾病鉴别，再根据红细胞膜、酶、血红蛋白及自身免疫指标的检查结果鉴别不同类型的溶血性贫血。

（五）治疗原则

1. 病因治疗

（1）针对继发性溶血抑制单核巨噬细胞系统的溶血功能：肾上腺糖皮质激素、大剂量免疫球蛋白、免疫抑制剂、脾脏切除等。

（2）遗传性溶血必要时可行造血干细胞移植。

2. 对症治疗

（1）稳定红细胞：抗氧化剂。

（2）降低血中胆红素浓度或清除其他有害物质：白蛋白、血浆置换、光照射等。

（3）防止休克、急性肾衰竭及电解质紊乱：足够葡萄糖液输注、碱化尿液、策略性输血等。

（4）抗血栓形成：抗凝治疗。

（5）并发症防治：去铁胺、造血原料补充等。

（六）病例（小组讨论）

患者男性，30 岁，低热伴面色苍白 2 个月。查体：巩膜黄染，脾肋下 3 cm，红细胞 3.0×10^{12}/L，血红蛋白 80 g/L，白细胞 5×10^{9}/L，血小板 120×10^{9}/L，网织红细

胞计数 0.12。

请分析讨论：病史需补充的内容，进一步检查，诊断及鉴别诊断，治疗原则。

（陈　莉　傅维佳）

第四节　急性白血病

（一）询问病史的重点

1. 起病情况　起病的时间、诱因、症状。

2. 主要临床表现

（1）贫血：头晕、乏力、心慌、胸闷、纳差等。

（2）发热：热型、伴随症状（中度以上发热往往伴有感染）。

（3）出血：皮肤瘀点、瘀斑、鼻衄、齿龈出血、消化道出血、女性月经过多。

（4）浸润：淋巴结、肝脾肿大、骨与关节疼痛、皮肤和黏膜浸润；中枢神经系统及其他浸润。

3. 易患因素　是否接触有毒化学物质（如苯）、电离辐射及特殊病原体感染等。

4. 急性白血病 WHO 分类

（1）急性髓系白血病（AML）（注：骨髓增生异常综合征为原始细胞小于 20%的髓系肿瘤）。

（2）急性淋巴细胞白血病（ALL）。

（3）急性系列不明白血病（AAL）。

（二）体格检查

（1）皮肤、黏膜：贫血貌、出血、口腔溃疡。

（2）胸骨压痛、浅表淋巴结肿大。

（3）心与肺：心尖搏动位置、心率、心律、杂音、肺部干或湿啰音。

（4）肝、脾肿大或其他骨骼关节压痛。

（三）实验室检查与辅助检查

（1）常规检查：血、尿、粪常规，生化，肝功能，β_2 微球蛋白，心电图，B 超，胸部 X 线。

（2）专科检查：骨髓检查（形态学、组化染色、免疫分型、染色体核型、分子生物学、碱性磷酸酶积分）。

（3）血液生化检查：血尿酸、乳酸脱氢酶。

（4）进一步检查：凝血功能、脑脊液检查。

（四）诊断与鉴别诊断

1. 诊断　根据临床表现，结合血常规、骨髓检查确诊（骨髓中异常原始细胞比例大于 20%）。

2. 与以下疾病鉴别

（1）类白血病反应。

（2）再生障碍性贫血。

（3）粒细胞缺乏症恢复期。

（4）骨髓增生异常综合征：MDS 是起源于造血干细胞，以血细胞病态造血，伴或不伴原始细胞增高，高风险向 AML 转化的一种异质性疾病。骨髓原始细胞达到 20%即为 AML。

（五）治疗原则

（1）支持治疗：防治感染、止血、成分输血。

（2）化学治疗：选择合理的化疗方案，进行诱导缓解、强化巩固、维持治疗。

（3）中枢神经系统白血病（CNSL）的防治：鞘内注射甲氨蝶呤（MTX）。

（4）造血干细胞移植：缓解期患者有条件时可以进行造血干细胞移植。

（5）MDS 治疗参照急性白血病。

（六）病例讨论

患者男性，22 岁，高热 1 周，抗生素治疗无效收住入院。查体：胸骨压痛明显，浅表淋巴结未触及，肝、脾肋下未触及。入院次日起出现皮肤多处片状瘀斑、血尿，肌内注射局部渗血不止，血压 90/60 mmHg，心率 120 次/min。血常规：白细胞 3.2×10^9/L，血红蛋白 50 g/L，血小板 4×10^9/L。骨髓检查：有核细胞增生极度活跃，细胞质颗粒粗大的早幼粒细胞占 85%。

请分析讨论：病史需补充的内容，进一步检查，诊断及鉴别诊断，治疗原则。

（陈　莉　傅维佳）

第五节　慢性髓系白血病

（一）询问病史的重点

1. 起病情况　起病的时间、方式、诱因、症状。

2. 主要临床表现　症状：常隐匿起病，慢性期可有乏力、盗汗、体重减轻等症状，加速期常有发热、进行性体重下降、骨骼疼痛及进行性贫血、血小板减少，急变期与急性白血病相似。

3. 病程分期

（1）慢性期（CP）。

（2）加速期（AP）。

（3）急变期（BP/BC）。

（二）体格检查

（1）皮肤、黏膜：贫血貌，皮肤或黏膜出血。

（2）胸骨中下段压痛。

（3）心与肺：心率、心律、杂音、肺部干或湿啰音。

（4）脾肿大（往往是巨脾）。

（三）实验室检查与辅助检查

（1）常规检查：血常规、尿常规、粪常规、生化、肝肾功能、β_2微球蛋白、心电图、B超、胸部X线，必要时腹部CT或MRI检查。

（2）专科检查：嗜碱性粒细胞百分比、中性粒细胞碱性磷酸酶（NAP）；骨髓检查，包括形态学、原始细胞百分比、组化染色、免疫分型、染色体核型（Ph染色体）；分子生物学检查（*BCR/ABL*融合基因），急变者需重复进行组化染色及白血病细胞的免疫分型检测。干抽时应行骨髓活检+网状纤维染色。

（3）血液生化检查：血尿酸、乳酸脱氢酶。

（四）诊断与鉴别诊断

1. 诊断

（1）慢性期：血象白细胞计数明显增高，主要为中性中幼粒、晚幼粒和杆状粒细胞，原始细胞<10%，嗜酸性粒细胞和嗜碱性粒细胞增多。骨髓象增生明显至极度活跃，以粒系增生为主，中幼粒、晚幼粒和杆状粒细胞增多，原始细胞<10%。

（2）加速期：有下列表现之一，不明原因的发热、体重下降、虚弱、贫血、出血加重，和（或）骨骼疼痛；脾脏进行性肿大；不明原因的血小板进行性降低或增高；原始细胞在血中及骨髓中占10%～19%；周围血嗜碱性粒细胞≥20%；治疗无效的白细胞进行性增加；细胞遗传学出现其他异常染色体。

（3）急变期：有下列表现之一，多数急粒变，少数为急淋变或急单变，偶有巨核细胞及红细胞等类型的急性变。外周血白细胞或骨髓有核细胞中原始细胞≥20%；髓外浸润；骨髓活检提示原始细胞大量聚集或成簇。

2. 与以下疾病鉴别

（1）类白血病反应：去除病因血象可恢复，无 Ph 染色体及 *BCR/ABL* 融合基因。

（2）其他骨髓增殖性疾病：如真性红细胞增多症、原发性血小板增多症、骨髓纤维化等。

（3）其他原因引起的脾大：如血吸虫病、疟疾、肝硬化。

（五）治疗原则

1. 慢性期治疗

（1）高白细胞阶段治疗：一般首选羟基脲或行白细胞分离术，如有血栓形成者加用抗凝剂治疗。

（2）分子靶向治疗：酪氨酸激酶抑制剂（TKI），如伊马替尼、达沙替尼或尼洛替尼等；经济条件欠佳者予羟基脲或干扰素+阿糖胞苷治疗；有 HLA 配型相合供者可考虑异基因造血干细胞移植。

2. 加速、急变期治疗

（1）首选酪氨酸激酶抑制剂：伊马替尼、尼洛替尼或达沙替尼等，力争再次回到慢性期或缓解。

（2）急变期可在 TKI 的基础上，联合化疗方案使患者回到慢性期或缓解。

（3）一旦回到慢性期或病情得到明显控制，尽快进行异基因造血干细胞移植治疗。

（六）病例（小组讨论）

患者男性，45 岁，乏力伴左上腹饱胀感 6 月余。查体：浅表淋巴结未及，肝未及，脾肋下 5 cm，质中，无压痛。血常规：血红蛋白 100 g/L，红细胞 3.6×10^{12}/L，

白细胞 $150\times10^9/L$，血小板 $300\times10^9/L$。分类：原粒细胞3%，早幼粒细胞3%，中幼粒细胞10%，晚幼粒细胞40%，杆状核粒细胞34%，嗜碱性粒细胞2%，中性粒细胞碱性磷酸酶染色阴性。

请分析讨论：病史需补充的内容，进一步检查，诊断及鉴别诊断，治疗原则。

（陈　莉　傅维佳）

第六节　淋巴瘤

（一）询问病史的重点

1. 起病情况　起病的时间、诱因、主要症状及持续时间。

2. 主要临床表现

（1）淋巴结肿大：包括浅表淋巴结和深部淋巴结，注意浅表淋巴结多为特征性的无痛性进行性肿大，而深部淋巴结肿大因不同部位可能具有不同的继发症状和体征。

（2）结外器官受累：对结外器官的侵犯及压迫。

（3）全身症状：无其他原因发热超过38℃、盗汗、体重减轻超过基线10%等。

（4）排除其他原因引起的淋巴结肿大：淋巴结炎、淋巴结结核、实体肿瘤的淋巴结转移。

3. 淋巴细胞来源肿瘤WHO分型（2017年）

（1）前驱淋巴组织肿瘤。

（2）成熟B细胞肿瘤。
（3）成熟T/NK细胞肿瘤。
}通常提到的非霍奇金淋巴瘤。

（4）霍奇金淋巴瘤。

1）结节性淋巴细胞为主型。

2）经典型（富淋巴细胞亚型/混合细胞亚型/结节硬化亚型/淋巴细胞消减亚型）。

（二）体格检查

（1）淋巴结肿大：注意肿大淋巴结的大小、数目、硬度、表面光滑度、活动度、与附近组织有无粘连、红肿及压痛。

（2）结外器官的侵犯及压迫：肝、脾肿大或其他部位出现包块。

（三）实验室检查与辅助检查

（1）常规检查：血、尿、粪常规，生化，红细胞沉降率，免疫功能，乳酸脱氢酶，β_2 微球蛋白，Coombs 试验，心电图，全身浅表淋巴结 B 超，腹部 B 超，胸部 CT。

（2）专科检查：表浅淋巴结活检；自然腔道内镜下活检（如胃肠镜、支气管镜、鼻咽喉镜等）；深部淋巴结 CT/超声引导下穿刺活检；病理活检一定要进行免疫组化明确细胞起源及分化；初发或复发患者均须行骨髓活检明确有无骨髓侵犯；必要时行 IgH 和 *TCR* 基因重排检查。

（3）进一步检查（分期）：影像学检查，如同位素^{67}Ga 全身软组织扫描、CT 增强、MRI 增强，有条件行全身 PET－CT 或 PET－MRI。

（四）诊断与鉴别诊断

1. 诊断

（1）根据病理+免疫组化结果，明确淋巴瘤的病理类型。

（2）根据影像学检查，明确病变所累及的部位、范围及是否伴有全身症状，做出临床分期分组诊断；同时予预后评价，如国际预后指数（IPI）评分。

2. 与以下疾病鉴别

（1）以淋巴结肿大起病：需与慢性淋巴结炎、坏死增生性淋巴结炎、淋巴结结核、嗜酸性肉芽肿、结节病、其他肿瘤淋巴结转移等相鉴别。

（2）以发热为主要表现起病：需与结核病、败血症、布氏杆菌病、结缔组织病、坏死性淋巴结炎及恶性组织细胞病等相鉴别。

（3）以结外淋巴组织受累起病：需与相应器官其他恶性肿瘤相鉴别。

（五）治疗原则

（1）以化疗为主，放、化疗结合：目前主要的一线治疗方法。

（2）造血干细胞移植：以自体干细胞移植为主，适用初发高危、难治复发的骨髓无累及的患者。

（3）生物治疗：靶向 CD20 单克隆抗体（利妥昔单抗、奥妥珠单抗，适用于 CD20 阳性的 B 细胞淋巴瘤）、靶向 CD30 的抗体药物偶联物（维布妥昔单抗，适用于 CD30 阳性的淋巴瘤）、靶向 CD79b 的抗体药物偶联物（适用于 CD79 阳性的淋巴瘤）、布鲁顿酪氨酸激酶抑制剂（伊布替尼、泽布替尼）、BCL2 抑制剂（维奈克拉）、组蛋白去乙酰化酶抑制剂（西达本胺）等。

（4）细胞免疫治疗：来那度胺、免疫检查点（PD1/PDL1）抑制剂、嵌合抗原受体细胞（CART）、靶向 CD19/CD3 双特异性抗体（贝林妥欧单抗）等。

（5）手术治疗：原发脾脏淋巴瘤、胃淋巴瘤伴巨大溃疡出血、肠道淋巴瘤伴出血、穿孔高风险。

（六）病例（小组讨论）

患者男性，35 岁，发热、乏力伴消瘦 2 月余就诊。查体：左颈部、两侧腋窝和腹股沟部位可触及数个黄豆和蚕豆大小淋巴结，肝未及，脾肋下 3 cm。红细胞 4.0×10^{12}/L，血红蛋白 120 g/L，白细胞 5.6×10^{9}/L，血小板 150×10^{9}/L，红细胞沉降率（ESR）80 mm/h。

请分析讨论：病史需补充的内容，进一步检查，诊断及鉴别诊断，治疗原则。

（陈　莉　高　磊）

第七节　多发性骨髓瘤

（一）询问病史的重点

1. 起病情况　起病时间、诱因、主要症状及持续时间。

2. 主要临床表现

（1）骨痛：注意骨痛部位及有无病理性骨折。

（2）贫血：头晕、乏力、心慌、胸闷、纳差等。

（3）出血倾向：皮肤瘀点、瘀斑，鼻衄，齿龈出血。

（4）感染：细菌感染以肺部和尿路感染多见，病毒感染以带状疱疹多见。

（5）肾脏损害：蛋白尿（尿本周蛋白），急、慢性肾衰竭。

（6）其他症状：高钙血症、高黏滞综合征、神经系统症状、淀粉样变性等、髓外浸润。

（二）体格检查

（1）受累骨骼的触压痛及病理性骨折。

（2）皮肤、黏膜：贫血貌、皮肤和黏膜出血、肢体感觉、运动障碍。

（3）表浅淋巴结及肝、脾肿大或局部包块。

（三）实验室检查与辅助检查

（1）常规检查：血、尿、粪常规，血钙、磷，肝、肾功能，LDH、血清 β2 - MG、白蛋白、C 反应蛋白，心电图、B 超、胸部 X 线。

（2）专科检查：骨髓检查（包括形态学、免疫分型、染色体核型分析及骨髓瘤相关 FISH）、血清蛋白电泳与免疫固定电泳、血清免疫球蛋白定量、血清游离轻链测定、24 h 尿蛋白定量、骨骼 X 线摄片了解特征性的溶骨性损害。

（3）进一步检查：有条件 PET－CT 评估全身骨骼受累情况，MRI 检查可疑脊髓压迫及孤立性骨浆细胞瘤，CT 扫描可疑性髓外浆细胞瘤。

（四）诊断与鉴别诊断

1. 诊断

（1）骨髓中浆细胞>10%并有原浆或幼浆细胞，或组织活检证实为浆细胞瘤。

（2）血清单克隆免疫球蛋白（M 蛋白）IgG>35 g/L、IgA>20 g/L、IgM>15 g/L、IgD>2 g/L、IgE>2 g/L，尿中单克隆免疫球蛋白轻链（本周蛋白）>1 g/24 h。

（3）终末器官功能损伤表现：如广泛骨质疏松和（或）溶骨病变、贫血、高钙血症、肾功能不全等。

2. 与以下疾病鉴别

（1）反应性浆细胞增多。

（2）多发性骨髓瘤以外的其他浆细胞病（意义未明的单克隆免疫球蛋白血症、继发性单克隆免疫球蛋白增多症、重链病、原发性淀粉样变性）。

（3）引起骨痛和骨质破坏的疾病。

（五）治疗原则

1. 联合化疗　药物包括：① 蛋白酶体抑制剂（硼替佐米、伊沙佐米、卡非佐米）；② 糖皮质激素；③ 免疫调节剂（沙利度胺、来那度胺、泊马度胺）；④ 烷化剂（马法兰、环磷酰胺）；⑤ 靶向 CD38 单抗（达雷妥尤单抗）；⑥ 细胞毒药物（多柔比星、依托泊苷、顺铂）；⑦ 其他广谱抗肿瘤靶向药等。

（1）初始治疗：最常用三药联合，如硼替佐米+来那度胺+地塞米松，或者硼替佐米+环磷酰胺+地塞米松。

（2）巩固维持治疗：自体造血干细胞移植、蛋白酶体抑制剂、免疫调节剂。

（3）挽救治疗：嵌合抗原受体细胞治疗。

2. 支持治疗

（1）骨病：可采用双膦酸盐、低剂量放疗（20~30 Gy）。

（2）高钙血症：水化利尿、双膦酸盐或降钙素、激素。

（3）高黏滞血症：血浆置换用于有症状的高黏滞血症的辅助疗法。

（4）贫血：促红细胞生成素（EPO）。

（5）感染：抗感染，反复感染患者可予丙种球蛋白。

（6）肾功能不全：水化利尿，必要时透析，避免使用损害肾功能药物，骨痛慎用非甾体药物。

3. 放射治疗　主要适用于孤立性髓外浆细胞瘤患者。

4. 造血干细胞移植　主要采用自身造血干细胞移植，部分病例还可考虑双次序贯移植。一般适用于年龄小于 70 岁、体质较好、无重要脏器功能障碍、联合化疗达部分缓解以上的患者，难治复发的年轻患者可行异基因造血干细胞移植。

（六）病例（小组讨论）

患者男性，54 岁，因搬重物后出现胸背部疼痛 3 天就诊。查体：心、肺未查见阳性体征，肝、脾不大。血常规示血红蛋白 116 g/L，白细胞 4.0×10^9/L，血小板 123×10^9/L。心电图正常，胸片见肋骨及胸骨多处溶骨性破坏。肝功能球蛋白 68 g/L，白蛋白 29 g/L，尿蛋白（+++）。

请分析讨论：病史需补充的内容，进一步检查，诊断及鉴别诊断，治疗原则。

（陈　莉　高　磊　傅维佳）

第八节　免疫性血小板减少性紫癜

（一）询问病史的重点

（1）起病情况：诱因、起病状况、症状持续时间。

（2）出血部位：皮肤、黏膜、鼻、齿龈、消化道、泌尿道，以及女性月经过多。

（二）体格检查

（1）皮肤、黏膜出血。

（2）有无肝、脾、淋巴结肿大。

（三）实验室检查与辅助检查

（1）常规检查：血、尿、粪常规检查，生化、心电图、腹部B超。

（2）专科检查：骨髓检查（含染色体核型分析），血小板相关抗体（PAIgG）和血小板相关补体（PAC_3），出、凝血检查，自身免疫相关指标。

（四）诊断与鉴别诊断

1. 诊断

（1）新诊断的ITP：指确诊后3个月内的ITP。

（2）持续性ITP：指确诊后3～12个月内血小板持续减少的ITP。

（3）慢性ITP：指血小板减少持续超过12个月的ITP，成人多见，血小板常低于 50×10^9/L，出血表现主要为齿龈渗血、皮肤淤点或女性月经过多。

（4）重症 ITP：血小板常在 10×10^9/L 以下，且就诊时存在需要治疗的出血或常规治疗中发生新的出血症状。

（5）难治性 ITP：满足以下所有条件：脾切除后无效或复发；仍需要治疗以降低出血危险；排除其他引起血小板减少的原因，确诊的 ITP。

2. 与以下疾病鉴别

（1）继发性血小板减少（感染、药物、结缔组织病）。

（2）再生障碍性贫血。

（3）血栓性血小板减少性紫癜。

（4）脾功能亢进。

（5）急性白血病。

（6）骨髓增生异常综合征。

（五）治疗原则

1. 一般治疗　休息，避免外伤，应用止血药物；血小板低于 20×10^9/L 伴出血，可输注血小板悬液。

2. 免疫抑制治疗

（1）首选肾上腺糖皮质激素（短程方案地塞米松/经典方案泼尼松）。

（2）其他免疫抑制剂如长春碱类、环磷酰胺、环孢霉素 A 等，适用于激素无效的患者。

（3）抗 CD20 单克隆抗体（利妥昔单抗）。

3. 大剂量免疫球蛋白（IVIG）　中和自身抗体，封闭单核巨噬细胞的 Fc 受体。

4. 促血小板生成药物　促血小板生成素（TPO），促血小板生成素受体激动剂（TPO－RA）等。

5. 其他　脾切除适用于激素无效或有禁忌证的患者。

（六）病例（小组讨论）

患者女性，26岁，间歇性牙龈出血伴月经过多1年。查体：双下肢可见散在出血点及紫癜，肝、脾不大。血红蛋白120 g/L，红细胞4.6×10^{12}/L，白细胞5.5×10^{9}/L，分类正常，血小板25×10^{9}/L。

请分析讨论：病史需补充的内容，进一步检查，诊断及鉴别诊断，治疗原则。

（陈　莉　高　磊）

第九节　弥散性血管内凝血

（一）询问病史的重点

（1）有无诱发病因，如感染性疾病、恶性肿瘤、组织损伤和手术、病理产科、肝脏疾病、自身免疫性疾病等。

（2）有无广泛性出血的表现：皮肤紫癜、瘀斑，黏膜出血，内脏出血；较有特征性的出血是注射局部和手术创面渗血难止。

（3）有无循环衰竭的表现：肢体发冷、青紫、少尿等，血压不稳、血压下降甚至休克。

（4）有无多脏器功能障碍的表现：由于广泛性微血栓形成，使受累脏器如肺、肾、脑、肠系膜微血管阻塞，表现为缺氧、代谢失调、功能障碍。

（5）有无溶血的表现：急性者多有发热、腰背酸痛、血色素性尿等；慢性者有黄疸、乏力、贫血等。

（二）体格检查

（1）生命体征：体温、脉搏、呼吸、血压。

（2）贫血貌：根据手、口唇、结膜判断有无贫血及贫血的严重程度。

（3）出血倾向：眼、鼻、口腔、皮肤、穿刺点或创面、阴道、尿道、肠道。

（4）脏器功能：心率、心律、肺部干或湿啰音、肝和脾是否肿大、肾区有无叩痛等。

（三）实验室检查与辅助检查

（1）常规检查：血常规、尿常规、粪常规+隐血、生化、肝功能、肾功能、心电图。

（2）专科检查：纤维蛋白原含量、血浆凝血酶原时间（PT）、活化部分凝血活酶时间（APTT）、血浆 FDP 含量、D－二聚体水平、凝血因子Ⅷ：C 水平等。

（3）进一步检查：病原学检查、肿瘤筛查、自身免疫性指标、妇科检查等。

（四）诊断和鉴别诊断

1. 诊断

（1）存在易于引起弥散性血管内凝血（DIC）的基础疾病。

（2）有下列 2 项以上临床表现：① 多发性出血倾向；② 难以用原发病解释的微循环衰竭或休克；③ 多发性微血管栓塞的症状和体征；④ 抗凝治疗有效。

（3）有下列 3 项以上实验室异常：① 血小板低于 $100\times10^9/L$ 或呈进行性下降，肝病、白血病患者血小板低于 $50\times10^9/L$；② 纤维蛋白原低于 1.5 g/L 或进行性下降或高于 4.0 g/L，白血病及其他恶性肿瘤低于 1.8 g/L，肝病低于 1.0 g/L；③ 3P 试验阳性或血浆 FDP 高于 20 mg/L，肝病、白血病患者 FDP 高于 60 mg/L；或 D－二聚体水平升高或阳性；④ 凝血酶原时间缩短或延长 3 s 以上，肝病、白血病患者延长 5 s 以上，或 APTT 缩短或延长 10 s 以上。

2. 与以下疾病鉴别

（1）重症肝炎。

（2）原发性纤维蛋白溶解亢进症。

（3）血栓性血小板减少性紫癜。

（五） 治疗原则

（1）尽早解除病因或治疗原发疾病。

（2）支持疗法，维持水、电解质及酸碱平衡，改善微循环。

（3）抗凝治疗：目前主要应用低分子量肝素。

（4）替代治疗：补充缺乏的凝血因子和血小板（新鲜全血或新鲜血浆、单采血小板、输纤维蛋白原、凝血因子、凝血酶原复合物等）。

（六） 病例（小组讨论）

患者女性，28 岁，产后 3 天，高热，血压 70/40 mmHg，恶露奇臭，四肢及躯干皮肤呈大片状瘀斑。血红蛋白 90 g/L，白细胞 4.0×10^9/L，血小板进行性下降，最低为 30×10^9/L，PT 20 s（对照 13 s），APTT 65 s（对照 45 s），3P（+），血 FDP 190 mg/L，纤维蛋白原测定 1.7 g/L，D-二聚体（++）。

请分析讨论：病史需补充的内容，进一步检查，诊断及鉴别诊断，治疗原则。

（陈　莉　高　磊）

附一　造血干细胞移植

（一） 移植前准备

（1）患者的明确诊断及预后评价，是否具有造血干细胞移植适应证。

（2）移植前缓解深度的评价，确定后续疗效监测的微量残留病类别项目。

（3）拟行自体造血干细胞移植者，动员采集冻存足量的干细胞（单个核细胞 MNC 大于 4×10^8/kg，$CD34^+$细胞大于 2×10^6/kg）。

（4）拟行异基因造血干细胞移植者，寻找合适的供者，关注主要组织相容性抗原（HLA）及血型相合情况。

（5）供受双方完成体检，排除严重脏器病变、未能控制的感染、传染性疾病等，必要时去除患者体内的供者特异性抗体。

（6）制订移植预处理方案及移植计划，包括供者动员及移植物采集计划，供受者血型不合时是否需要去除红细胞/去除血浆。

（二）造血干细胞的来源

（1）骨髓：主要应用于异基因造血干细胞移植。

（2）外周血：应用于自体造血干细胞移植、异基因造血干细胞移植。

（3）脐血。

（三）移植期临床观察

（1）生命体征：体温、脉搏、呼吸、血压。

（2）体重及出入量。

（3）皮肤、黏膜：是否完整、有无出血、有无黄染、有无感染征象。

（4）脏器功能：心率、心律、肺部干或湿啰音、腹围是否增大、肝和脾是否肿大、有无叩痛、有无凹陷性水肿等。

（四）移植期实验室检查

（1）脏器功能评价：血常规、尿常规、粪常规+隐血、电解质、肝功能、肾功能、凝血指标、心电图、肺部 CT 平扫、肺功能等。

（2）造血重建评价，包括血型转换的鉴定。

（3）免疫重建评价。

（五）移植后期随访

1. 免疫抑制剂的调整

（1）监测药物浓度（环孢素 A、他克莫司等）。

（2）按计划减量至停药。

2. 移植物抗宿主病的预防与治疗

（1）定期随访监测。

（2）药物治疗：糖皮质激素、CD25 单抗、JAK2 抑制剂等。

3. 严重感染的防治

（1）定期补充人免疫球蛋白。

（2）病毒再激活的预防及抢先治疗：阿昔洛韦（带状疱疹），更昔洛韦、来特莫韦、膦甲酸钠（巨细胞病毒），恩替卡韦（乙肝病毒）等。

（3）危害严重的特殊病原体的防治：肺孢子菌（复方磺胺甲噁唑）、曲霉菌（泊沙康唑、伏立康唑）、念珠菌（氟康唑）等。

4. 原发病的监测及复发防治

（1）定期骨髓穿刺。

（2）定期影像学检查。

（3）供者淋巴细胞输注。

（4）维持治疗：蛋白酶抑制剂、BTKi、长效干扰素、免疫检查点抑制剂、免疫调节剂（来那度胺、泊马度胺）、去甲基化/小分子靶向药物（FLT3 抑制剂、Bcl2 抑制剂）等。

（高　磊　傅维佳）

附二　骨髓穿刺术

（一）适应证与禁忌证

1. 适应证

（1）多种血液病的诊断、鉴别诊断及治疗随访。

（2）不明原因的红细胞、白细胞、血小板数量增多或减少及形态学异常。

（3）不明原因发热的诊断及鉴别诊断，可行骨髓培养、骨髓涂片找寄生虫等。

（4）获取造血干细胞进行培养或移植。

2. 禁忌证

（1）血友病患者禁作骨髓穿刺。

（2）有出血倾向或晚期妊娠的孕妇，操作时应特别注意。

（二）部位与操作方法

1. 穿刺部位

（1）髂后上棘：在骶椎两侧，臀部上方突出的部位。此处骨皮质较薄，骨髓腔大，容易刺入。穿刺在身后，患者因看不见而不易产生恐惧感，故列为首选。

（2）髂前上棘：位于髂前上棘后 1～2 cm，此处骨面相对较平，易于固定，便于穿刺，无危险。

（3）胸骨：位于胸骨柄或胸骨体相当于第 1～2 肋间隙与胸骨中线相交处，因胸骨较薄（约 1 cm），其后为心房和大血管，故应防止穿通胸骨发生意外。但由于胸骨内骨髓含量丰富，当其他部位穿刺失败时，仍需做胸骨穿刺。

（4）腰椎棘突：位于腰椎脊突处，一般取第 3、4 腰椎脊突作为穿刺点。

（5）胫骨：仅适用于 2 岁以内的患儿。选胫骨结节平面下约 1 cm（或胫骨上中 1/3 交界处）之前胫骨内侧面为穿刺点。

2. 操作方法

（1）使穿刺部位骨面尽可能贴近体表，胸骨、胫骨及髂前上棘穿刺时取仰卧位，髂后上棘穿刺时应取侧卧位，腰椎棘突穿刺时取坐位或侧卧位。

（2）常规消毒皮肤，戴无菌手套，铺消毒洞巾，用 2%利多卡因做皮内、皮下局部浸润麻醉直至骨膜，骨膜因神经分布丰富，应注意多点充分麻醉。

（3）固定穿刺部位皮肤，骨穿针经皮肤、皮下，接触到骨皮质后注意保持与骨面垂直，稍加压抵住骨面并左右旋转，缓慢钻刺骨皮质，当阻力减小转为砂砾感，且骨穿针固定时，表示已进入骨髓腔。

（4）拔出针芯，接上干燥的 20 mL 注射器，适当力度缓慢抽吸骨髓液 0. 2~0. 5 mL，将骨髓液推于玻片上，助手将玻片略倾斜除去浮血，取骨髓液沉渣（含骨髓小粒）立即涂片 6~8 张，送检行细胞形态学及细胞化学染色、细胞免疫化学染色检查。

（5）其他检查：① 骨髓培养：骨髓液 10 mL，保持无菌；② 骨髓细胞核型分析：抗凝骨髓液 5~10 mL（有核细胞数 5×10^7），保持无菌；③ 流式细胞术分析细胞表型：抗凝骨髓液 2~3 mL（有核细胞数 1×10^7）。

（6）抽吸完毕，插入针芯，轻微转动拔出穿刺针，消毒针孔后用无菌敷料按压固定。

（三）注意事项

（1）穿刺针进入骨皮质后不可摆动过大，以免折断；进针时不可用力过猛，特别是胸骨柄穿刺时，以防穿透内侧骨板。

（2）如未能抽得骨髓液，可能进针太深或太浅，此时应重新插上针芯调整进针深度后再行抽吸；也有可能针腔被皮肤、皮下组织或骨片堵塞，此时只能插上针芯后将骨穿针完全拔出，检视针腔通畅后再换点重新穿刺。

（3）抽取骨髓液瞬间患者有特殊的酸痛感，提示取材满意；应同时留取外周血涂片 2~4 张，一并送检行细胞形态学检查。

（4）符合操作步骤而多次骨髓干抽，可能为疾病所致，应进行骨髓活检。

（陈 莉）

附三 骨髓活检术

（一）适应证与禁忌证

骨髓活检标本能提供较为完整的骨髓组织学结构。与骨髓穿刺相比，骨髓活检对正确评估骨髓细胞增生程度，了解血细胞、脂肪细胞、骨小梁、血管构形和结缔组织基质间的解剖关系，提高某些骨髓仅有局灶性病变疾病的诊断阳性率及明确干抽原因有显著优越之处。

1. 适应证

（1）再生障碍性贫血。

（2）骨髓增殖性疾病：骨髓纤维化、真性红细胞增多症、原发性血小板增多症等。

（3）恶性血液病：急慢性白血病、多发性骨髓瘤、恶性淋巴瘤、恶性组织细胞病等。

（4）其他疾病：骨髓增生异常综合征、骨髓转移癌、其他骨髓穿刺干抽者。

2. 禁忌证　同骨髓穿刺术。

（二）部位与操作方法

（1）活检部位一般选髂前上棘或髂后上棘。由于髂骨髓腔较大，含髓量较多，穿刺容易而安全，故常选用髂后上棘。患者体位、局部消毒及麻醉方式均与骨髓穿刺术相同。

（2）活检针由针管、针座、接柱（长1.5 cm和2.0 cm各1件）和具有内芯的手柄四个部分组成。刺针的前部呈螺旋式切削刀面。

（3）操作者将针套套在连手柄的针芯上，左手拇指及示指固定皮肤，右手执手柄以顺时针方向至骨质一定深度后，拔出连手柄的针芯，在针套后端连接1.5 cm或2.0 cm接柱，再插入针芯，继续按顺时针方向进针约1.0 cm，再在此深度顺时针方向转2~3圈，即可将骨髓组织扭断。然后再以顺时针方向旋转退针。于体外取出针管内的骨髓组织，放入固定液中送检。

（4）穿刺部位用干棉球或消毒纱布压迫创口，数分钟后再敷上消毒纱布，以胶布固定。

（三）注意事项

（1）开始进针不宜太深，只要拔出针芯仍能固定即可，如进针太深则不易取出骨髓组织。

（2）用骨髓活检穿刺针吸取骨髓液涂片，由于针管较粗，应特别注意控制抽髓液不要太多，以免稀释。

（3）因骨髓活检穿刺部位创口较骨髓穿刺的深且大，术后局部要加压止血数分钟，以免出血。

（陈　莉）

附四　腰椎穿刺及鞘内注射术

（一）适应证与禁忌证

1. 适应证

（1）需采取脑脊液检验协助诊断者。

（2）需测定颅内压力和了解蛛网膜下腔是否阻塞时。

（3）用于鞘内注射药物，如腰麻、防治脑膜白血病时。

2. 禁忌证

（1）凡疑有颅内压升高者，如有颅后窝有占位性病变、脑疝先兆者。

（2）凡患者处于休克、衰竭或濒危状态。

（3）穿刺部位局部有感染且无法避开，或颅腔及其附件器官有感染性疾病。

（4）有严重的全身感染时。

（二）部位与操作方法

1. 穿刺部位

（1）应在腰椎第二棘突以下，成人一般首选腰椎 3~4 间隙，该处相当于两侧髂嵴最高点连线与脊柱交点。

（2）小儿一般首选腰椎 4~5 间隙。

（3）必要时亦可选择腰椎 2~3 或 4~5 间隙。

2. 操作方法

（1）患者侧卧于硬板床上，背部靠近床沿并与床面垂直，头向前胸屈曲，双膝紧贴腹部，使躯干尽可能弯曲呈弓形，以利脊柱尽量后凸以增宽椎间隙，便于穿刺。

（2）常规消毒皮肤后戴无菌手套、铺消毒洞巾，用2%利多卡因自皮肤到椎间韧带作局部浸润麻醉。

（3）一手固定穿刺点皮肤，另一手持穿刺针以垂直背部、针尖略斜向头部的方向缓慢刺入。当穿刺针穿过韧带和硬脊膜进入蛛网膜下腔时，有阻力消失感。一般情况下成人进针深度 5~7 cm，小儿 2~4 cm。

（4）拔出针芯见脑脊液流出，穿刺成功，此时患者可全身放松，双下肢改为半屈位。接上测压管测定脑脊液压力，正常侧卧位脑脊液压力为 70~180 mmH_2O 或 40~50 滴/min。需要时可作

Queckenstedt 试验，以了解蛛网膜下腔有无阻塞。

（5）撤去测压管，无菌试管收集所需量的脑脊液送检。

（6）将准备好的化疗药物按要求溶解，与放出的脑脊液等体积，吸入无菌干燥注射器中，接上穿刺针，采用按摩注射法缓慢推注，时间不应短于 10 min。

（7）注射完毕后连同注射器一起拔针，消毒针孔后用无菌敷料按压固定。

（8）嘱患者去枕仰卧或俯卧 6 h，以免低颅压头痛。

（三）注意事项

（1）怀疑颅高压而必须做腰椎穿刺术时，必须先做眼底检查，观察有无视乳头水肿和水肿的程度，水肿明显可先行脱水疗法降低颅压，再行腰椎穿刺以免发生脑疝。

（2）穿刺时患者如出现呼吸、脉搏、面色异常等症状时，立即停止操作，并作相应处理。

（3）穿刺针进入椎间隙后如有阻力不可强行再进针，应将针尖退至皮下，调整方向或位置后再进针。

（4）患者体位和穿刺点的固定很大程度上影响了操作的成功，应自始至终注意。

（陈 莉）

第五章　肾脏疾病

第一节　急性肾小球肾炎

（一）询问病史的重点

1. 诱因和前驱表现　发病前 1～3 周是否有呼吸道、消化道、皮肤等感染病史。

2. 主要临床表现

（1）水肿：部位，全身性或局限性，与药物、食物、月经是否有关。

（2）血尿：性质和特点，肉眼或镜下血尿，一过性、间断性或持续存在。

（3）少尿：24 h 尿量是否少于 400 mL。

（4）血压：血压升高程度，呈一过性或持续性。

（5）全身症状：是否有腰酸、腰痛、恶心、呕吐等。

（二）体格检查

（1）一般状况：血压、脉搏、神志、体位、体重变化、面容等。

（2）皮肤和黏膜、浅表淋巴结等。

（3）口腔黏膜、牙齿、咽部、扁桃体、眼睑、水肿等。

（4）心肺：心尖搏动位置、心率、心律、杂音、心界、肺部干或湿啰音等。

（5）腹部及四肢：肝、脾是否肿大，双肾区是否叩痛，双下肢是否水肿，水肿为压陷性或非压陷性等。

（三）实验室检查与辅助检查

（1）常规检查：血常规、尿常规、肝功能、血生化、血脂、胸片、心电图、B超、CRP、ACR、PCR。

（2）补充检查：咽拭子、痰培养、红细胞沉降率、抗“O”、类风湿因子、免疫球蛋白、补体 C3 和 C4、乙肝两对半、输血前三项、ANA、ANCA、抗 GBM 抗体等。

（3）进一步检查：必要时行肾穿刺活检术。

（四）诊断与鉴别诊断

1. 诊断　根据典型的链球菌感染病史、临床表现为肾炎综合征、伴有一过性补体 C3 水平下降即可考虑此诊断。

2. 与以下疾病鉴别

（1）急进性肾炎：是否伴有肾功能下降，抗 GBM 抗体出现。

（2）以急性肾炎综合征为起病表现的肾小球疾病：随访是否自限，需结合病理学诊断。

（3）急性肾盂肾炎：是否有白细胞尿、腰痛、发热和血压变化。

（五）治疗原则

（1）一般治疗：低盐低脂饮食，注意休息。

（2）对症治疗：利尿消肿，控制血压，监测肾功能。

（3）病因治疗：积极控制感染，监测体温、尿量。

（4）透析治疗：少数重症患者出现急性肾损伤后必要时需透析治疗，纠正水、电解质紊乱。

（六）病例（小组讨论）

患者男性，19岁，受凉后发热、咳嗽3周，肉眼血尿伴头痛2天。体格检查：血压160/90 mmHg，双下肢轻度水肿。尿常规：RBC+++，蛋白+。

请分析讨论：进一步追问病史需重点关注哪些内容，查体还需要重视什么，进一步选择实验室检查还需哪些，诊断和鉴别诊断需考虑哪些内容，治疗过程中的原则及注意事项。

（谌　卫　孙　婧　孔德亮）

第二节　急进性肾小球肾炎

（一）询问病史的重点

（1）发病前是否有前驱感染症状。

（2）起病状态：是否急，病情是否重，进展是否迅速。

（3）是否有大量的血尿、少量或中等量蛋白尿、红细胞管型，甚至肉眼血尿。

（4）是否有肾功能进行性减退，出现少尿、无尿，严重的贫血、低蛋白血症。

（5）是否有皮疹、水肿、高血压、鼻炎、口腔溃疡等。

（6）是否有咳嗽、咳痰、咯血、发热、腹痛、关节痛、皮疹等。

（二）体格检查

（1）一般状况：血压、脉搏、神志、体位、体重、面容等。

（2）皮肤和黏膜、浅表淋巴结等。

（3）口腔黏膜、牙齿、咽部、扁桃体、眼睑水肿等。

（4）心肺：心尖搏动位置、心率、心律、杂音、心界、肺部干或湿啰音等。

（5）腹部及四肢：肝、脾肿大，胸腔积液、腹水、双下肢水肿，皮疹、出血点等。

（三）实验室检查与辅助检查

（1）常规检查：血常规、尿常规、肝功能、血生化、血脂、胸片、心电图、B 超、PCT、CRP、凝血。

（2）补充检查：免疫球蛋白，补体 C3、C4，抗核抗体，抗肾小球基底膜抗体，抗中性粒细胞胞质抗体，BNP，心肌酶谱，铁蛋白等。

（3）进一步检查：肾穿刺活检术。

（四）诊断与鉴别诊断

1. 诊断　急进性肾小球肾炎，在典型的急性肾炎综合征（血尿、高血压、肾功能下降）基础上，病情变化急骤，尤其是肾功能迅速恶化，伴少尿，可考虑急进性肾炎的诊断。

2. 与以下疾病的鉴别

（1）急性肾炎（链球菌感染后肾小球肾炎）：同时有前驱感染病史，但贫血较少出现，肾功能急骤恶化程度一般较轻。

（2）急性肾小管坏死：肾功能恶化同样迅速，少尿、蛋白尿、血尿程度较轻。

（五）治疗原则

（1）低盐、低脂饮食，注意休息，控制感染。

（2）适当利尿、降压。

（3）纠正水、电解质紊乱。

（4）冲击治疗：激素（甲泼尼龙）。

（5）四联疗法：激素+细胞毒药物+抗凝+抗血小板。

（6）血浆置换。

（7）血液透析或腹膜透析。

（8）难治性可考虑尝试利妥昔单抗治疗。

（六）病例（小组讨论）

患者男性，65 岁，发热伴咳嗽、咳痰、痰中带血 2 周，加重伴尿量减少 2 天。外院血常规示血红蛋白 78 g/L，尿常规示 RBC++++，蛋白++，血生化示 Scr 678 μmol/L。查体：血压 180/100 mmHg，双下肢轻度水肿。

请分析讨论：病史需补充的内容，查体重点内容，选择相关检查的要点并说明原因，诊断和鉴别诊断，治疗原则和注意事项。

（谌　卫　孙　婧　孔德亮）

第三节　IgA 肾病

（一）询问病史的重点

（1）是否有一过性或反复发作性肉眼血尿，持续几小时至数日不等。

（2）是否有持续性或间歇性镜下血尿。

（3）血尿表现是否同时或之后 1~2 天有呼吸道、皮肤等感染病史。

（4）是否有水肿、高血压、蛋白尿及管型尿等表现。

（5）是否有肾功能下降。

（6）是否有腰痛。

（7）是否有胃肠道出血。

（8）是否有肠绞痛。

（二）体格检查

（1）一般状况：血压、脉搏、神志、体位、体重、面容等。

（2）皮肤和黏膜、浅表淋巴结、紫癜等。

（3）口腔黏膜、牙齿、咽部、扁桃体、眼睑水肿、巩膜是否黄染等。

（4）心与肺：心尖搏动位置、心率、心律、杂音、心界、肺部干或湿啰音、胸腔积液等。

（5）是否有肝、脾肿大，双下肢水肿（水肿为压陷性或非压陷性），腹水等。

（6）脊柱和四肢是否畸形，关节是否疼痛，双肾区是否有叩痛。

（7）神经系统、眼底检查。

（三）实验室检查与辅助检查

（1）常规检查：血常规、尿常规、肝功能、血生化、血脂、胸片、心电图、B 超、尿象、尿液生化、血尿轻链。

（2）补充检查：24 h 尿蛋白定量，尿相差显微镜，内生肌酐清除率，免疫球蛋白，补体 C3、C4，乙肝标志物，输血前三项等。

（3）进一步检查：肾穿刺活检。

（四）诊断与鉴别诊断

1. 诊断　典型的同步的血尿和呼吸道感染临床表现结合血中 IgA 升高、尿液生物标志物，需怀疑本病的可能，进一步明确诊断依赖肾活检行病理学检查。

2. 需与以下疾病鉴别

（1）紫癜性肾炎：同样表现为肉眼或镜下血尿，但血尿前有明显的紫癜发作病史。

（2）继发性 IgA 肾炎：自身免疫性疾病，肝硬化、乙肝病毒相关性等，有赖于病理学检查。

（五）治疗原则

（1）合理饮食，戒烟，控制体重，止痛，避免劳累，抗感染，评估继发因素。

（2）控制高血压，最大耐受剂量 ACEI/ARB。

（3）治疗肾病综合征：激素+细胞毒药物+抗凝+抗血小板。

（4）减少蛋白尿，控制心血管风险。

（5）透析治疗。

（6）扁桃体切除。

（7）中医中药：清热凉血、活血化瘀。

（六）病例（小组讨论）

患者男性，25 岁，发热、咳嗽伴尿色变深 1 周。尿常规：RBC++，蛋白+，肝功能、生化均正常，体格检查：双下肢无水肿。

请分析讨论：病史需补充的内容，查体重点内容，选择相关检查的要点并说明原因，诊断和鉴别诊断，治疗原则和注意事项。

（谌　卫　孙　婧　孔德亮）

第四节　微小病变性肾病

（一）问病史的重点

（1）发病前是否有前驱感染病史，口服特殊药物病史。

（2）主要临床表现

1）水肿：全身性，程度重，多浆膜腔积液，甚至阴囊积液。

2）偶有暂时性轻度高血压。

3）易并发各种感染，如肺部、泌尿道、皮肤等感染。

4）可伴有静脉血栓形成。

5）好发人群：学龄儿童、青少年，成人随年龄增加发病率逐年降低。

（二）体格检查

（1）一般状况：血压、脉搏、神志、体位、体重、面容等。

（2）皮肤和黏膜、浅表淋巴结等。

（3）口腔黏膜、牙齿、咽部、扁桃体、眼睑水肿等。

（4）是否有胸腹水，肝、脾肿大，双下肢水肿。

（5）脊柱和四肢是否畸形，双肾区是否叩痛。

（三）实验室检查与辅助检查

（1）常规检查：血常规、尿常规、肝功能、血生化、血脂、胸片、心电图、B 超、尿液生化、凝血。

（2）补充检查：红细胞沉降率，免疫球蛋白，补体 C3、C4，24 h 尿蛋白定量等，自身免疫学，乙肝标志物，输血前三项，过敏原。

（3）进一步检查：肾穿刺检查。

（四）诊断与鉴别诊断

诊断：儿童及青少年，临床表现为肾病综合征，排除其他继发性病因（药物性、感染、过敏、自身免疫等），需重点怀疑微小病变性肾病。

（五）治疗原则

（1）低盐、低脂饮食，适当休息，避免劳累，评估继发因素。

（2）正确使用利尿剂、降压药、白蛋白等。

（3）足量糖皮质激素治疗 16 周，缓解 2 周后逐渐减量。

（4）激素禁忌者，可考虑 CNI 或者 MMF。

（5）抗凝及必要抗感染治疗。

（6）频繁复发或激素依赖者，考虑使用利妥昔单抗、MPAA。

（六）病例（小组讨论）

患者男性，15岁，颜面及双下肢水肿1周，加重伴腹胀2天。外院尿常规示RBC+，蛋白++++，肝功能示白蛋白25 g/L，肾功能正常。查体：双下肢重度水肿，腹部移动性浊音阳性。

请分析讨论：病史需补充的内容，查体重点内容，选择相关检查的要点并说明原因，诊断和鉴别诊断，治疗原则和注意事项。

（赖学莉　孙　婧　孔德亮）

第五节　肾病综合征

（一）询问病史的重点

1. 确定是否存在肾病综合征

（1）是否存在水肿，急起或缓起，开始部位，全身性或局限性，与药物、饮食、月经等是否有关。

（2）是否存在泡沫尿，肉眼血尿，尿量是否减少。

（3）是否存在纳差、食欲减退等或胃肠道症状。

（4）是否存在咽痛、鼻塞、咳嗽、咳痰，尿频、尿急、尿痛，腹痛、腹泻、发热等。

（5）是否存在头痛、头晕等。

2. 排除继发性肾病综合征

（1）狼疮性肾炎：青年女性，多脏器损害，补体C3明显下降，抗核抗体、抗DNA抗体阳性。

（2）糖尿病肾病：糖尿病史10~15年，开始为单纯蛋白尿，后发展为肾病综合征。常伴有高血压、肾功能不全、眼底改变、神经感觉改变等。

（3）紫癜性肾炎：青少年，发生紫癜后 4 周至 1 年，出现血尿、蛋白尿。

（4）淀粉样变性：中年以上男性，同时伴有心脏肥大、低电压、肝脾肿大、巨舌等。确诊有赖于肝、肾、直肠活检。

（5）多发性骨髓瘤：老年人，表现多系统、多样化，以贫血、骨痛、骨髓损害和肾脏病最为突出。

（6）恶性实体肿瘤：有肿瘤的相关病史与体征，随肿瘤治疗的成功肾病可缓解，但肿瘤复发时又可再出现。

（二）体格检查

（1）一般状况：血压、脉搏、神志、体位、体重、面容、营养状况等。

（2）毛发、皮肤、浅表淋巴结等。

（3）口腔黏膜、牙齿、咽部、扁桃体、眼睑和面部水肿等。

（4）心与肺：心尖搏动位置、心率、心律、杂音、心界、肺部干或湿啰音。

（5）肝、脾是否肿大，阴囊、阴唇、腹壁，胸腔积液、腹水，双下肢是否水肿。

（三）实验室检查与辅助检查

（1）常规检查：血常规、尿常规、肝功能、血生化、血脂、胸片、心电图、尿液生化、B 超、凝血。

（2）补充检查：咽拭子、中段尿培养、24 h 尿蛋白定量、血清蛋白电泳、免疫球蛋白、免疫固定电泳、尿本周蛋白、补体 C3、补体 C4、抗核抗体、抗 DNA 抗体、肿瘤指标、T3、T4、TSH。

（3）进一步检查：肾穿刺活检、骨髓穿刺细胞学检查、PLA2R 检测。

（四）诊断与鉴别诊断

同时满足血清白蛋白小于 30 g/L，24 h 尿蛋白定量大于 3.5 g 可拟诊本病，但需排除继发性肾病综合征及其他病因。

（五）治疗原则

（1）合理饮食，限制钠，戒烟，控制体重，评估继发因素。
（2）合理使用利尿剂、降脂药、降血压药。
（3）抗凝、抗血小板治疗。
（4）激素+细胞毒性药物。
（5）补充白蛋白。
（6）中医中药：疏风利水，益气健脾等。

（六）病例（小组讨论）

患者男性，45 岁，泡沫尿 3 个月，加重伴双下肢水肿 1 个月。外院尿常规：RBC+，蛋白+++。肝功能：白蛋白 28 g/L。查体：双下肢中度水肿。

请辅助讨论：病史需补充的内容，查体重点内容，选择相关检查的要点并说明原因，诊断和鉴别诊断，治疗原则和注意事项。

（赖学莉　孙　婧　孔德亮）

第六节 · 急（慢）性肾盂肾炎

（一）询问病史的重点

（1）是否有憋尿、久坐的职业习惯，及尿路细菌逆行感染的职业特点。
（2）是否有畏寒、发热、头痛、乏力、恶心、呕吐等全身不适。

（3）是否有腰酸、腰痛、肾区不适、尿频、尿急、尿痛、多尿、夜尿增多。

（4）是否有尿液检查异常。

（5）是否有糖尿病、慢性肝病、肿瘤、长期使用免疫抑制剂等病史。

（6）是否有泌尿系结石、狭窄、前列腺肥大等。

（7）是否有多囊肾、肾盂、输尿管畸形、膀胱-输尿管反流。

（二）体格检查

（1）一般状况：血压、脉搏、体温、神志、体位、体重、面容等。

（2）心与肺：心尖搏动位置、心率、心律、杂音、心界、肺部干或湿啰音等。

（3）是否有肝、脾肿大，输尿管点压痛。

（4）脊柱和四肢是否畸形，双肾区叩痛、肋腰点压痛，双下肢水肿。

（5）肛门、外生殖器检查。

（三）实验室检查与辅助检查

（1）常规检查：血常规、尿常规、肝功能、血生化、血脂、凝血、胸片、心电图、B 超。

（2）补充检查：中段尿细菌、真菌培养、真菌检查、抗酸染色、抗核抗体、肿瘤指标等。

（3）进一步检查：腹部 X 线片、膀胱镜、静脉肾盂造影、CTU、MRU。

（四）诊断与鉴别诊断

1. 急性肾盂肾炎的诊断及鉴别诊断

（1）正规清洁中段尿细菌定量培养，菌落数 $\geq 10^5$/mL。

（2）清洁离心中段尿沉渣白细胞>10 个/HFP，或有尿路感染症状者。

（3）如无（2），则应再作尿细菌计数复查，如仍≥10^5/mL，且两次的细菌计数相同者，可以确诊。

（4）与可能表现为发热的疾病、腹部器官炎症（阑尾炎、女性附件炎等）、急性尿道综合征、肾结核鉴别。

2. 慢性肾盂肾炎的诊断及鉴别诊断

（1）有反复尿路感染的病史。

（2）有慢性间质性肾炎表现。

（3）早期肾小管功能减退突出，与肾小球功能减退不成比例。

（4）影像学诊断是确诊慢性肾盂肾炎的重要手段。

（5）与下尿路感染、尿道综合征、非感染慢性间质性肾炎、慢性肾小球肾炎和肾结核鉴别。

（五）治疗原则

1. 急性肾盂肾炎

（1）注意休息。多饮水、勤排尿、碱化尿液。

（2）退热、止痛等治疗。

（3）选择适宜的抗菌疗法（根据病情严重程度、药敏结果）。

2. 慢性肾盂肾炎

（1）注意个人卫生，摄入充足水分，防止便秘，排空膀胱。

（2）病因治疗（包括外科手术治疗）。

（3）抗菌治疗（长程抑菌）。

（六）病例（小组讨论）

患者女性，25 岁，游泳后尿频、尿急、尿痛 1 天。外院尿常规：RBC+++，蛋白+，WBC+++。查体：双下肢无水肿。

请分析讨论：病史需补充的内容，查体重点内容，选择相关检查的要点并说明原因，诊断和鉴别诊断，治疗原则和注意事项。

（赖学莉　孙　婧　孔德亮）

第七节　慢性肾功能衰竭

（一）询问病史的重点

1. 病史　是否有慢性肾脏疾病史。

2. 症状　是否有尿毒症症状，表现为多系统损害。

（1）厌食、恶心、呕吐、口臭、腹泻、呕血、黑便等消化系统症状。

（2）疲乏、精神萎靡、头痛、失眠、记忆力减退等精神、神经症状。

（3）血压高、胸闷、心悸、夜间不能平卧等心血管系统症状。

（4）贫血、皮肤瘀斑、鼻或牙龈出血等血液系统症状。

（5）发热、咳嗽、咳痰、胸痛等呼吸系统症状。

（6）皮肤瘙痒、干燥等。

（7）夜尿增多或尿量减少。

（8）可出现水、电解质、酸碱平衡等紊乱。

（二）体格检查

（1）一般状况：血压、脉搏、体温、呼吸、神志、体位、体重、面容等。

（2）皮肤、黏膜和浅表淋巴结等。

（3）口腔黏膜、牙齿、咽部、扁桃体、眼睑、巩膜是否黄染等。

（4）心与肺：心尖搏动位置、心率、心律、杂音、心界、肺部干或湿啰音等。

（5）是否有肝、脾肿大、双下肢水肿、胸腔积液、腹水等。

（6）脊柱四肢是否畸形，关节疼痛、双肾区叩痛。

（7）神经系统、眼底检查。

（三）实验室检查与辅助检查

（1）常规检查：血常规、尿常规、肝功能、血生化、血脂、胸片、心电图、B超、PTH、铁蛋白、血清铁、总铁结合力、BNP等。

（2）补充检查：心脏彩超、钙磷代谢评估、贫血评估、动脉血气分析、营养评估、心肌损伤标志物、钙化评分等。

（3）进一步检查：双肾ECT检查。

（四）诊断与鉴别诊断

（1）诊断：排除急性肾衰竭及可能诱因，依照估测的肾小球滤过率及临床表现进行分期。

（2）鉴别诊断：需与急性肾功能衰竭、血液病、消化系统疾病、呼吸系统、内分泌系统、循环系统、梗阻等鉴别。

（五）治疗原则

（1）病因治疗：控制原发病，去除可逆的加剧因素。

（2）饮食治疗：低盐、优质蛋白质饮食。

（3）并发症治疗：水肿、心力衰竭、高血压、贫血、肾性骨病、营养不良、纠正水、电解质紊乱等治疗。

（4）透析治疗：血液透析、腹膜透析。

（5）其他：肠道吸附剂、生大黄等保留灌肠。

（6）肾移植。

（六）病例（小组讨论）

患者男性，70岁，反复泡沫尿30年，恶心、呕吐1

个月。外院尿常规：RBC +，蛋白 +++。肝功能白蛋白 28 g/L。查体：双下肢中度水肿。

请分析讨论：病史需补充的内容，查体重点内容，选择相关检查的要点并说明原因，诊断和鉴别诊断，治疗原则和注意事项。

（谌　卫　孙　婧　孔德亮）

附　肾脏穿刺活检术

肾穿刺活检技术不但对肾脏病的研究工作具有重大意义，而且对肾脏病的临床工作也具有不可替代的重要作用，但在实际工作中考虑到肾穿刺毕竟是一种有创检查，所以必须持有谨慎态度，严格掌握适应证与禁忌证。

（一）适应证

大多数肾实质疾病，包括各种原发、继发及遗传性疾病，在没有肾穿刺禁忌证时，都可以穿刺。

（1）原发性肾脏病：急性肾炎综合征、原发性肾病综合征、无症状性血尿、无症状性蛋白尿、急进性肾炎综合征及一些特殊情况的肾穿刺，如重复肾穿刺、怀疑原有肾穿刺病理诊断的正确性、对一些糖皮质激素及免疫抑制剂治疗效果不好的病理类型等。

（2）继发性或遗传性肾脏病。

（3）急性肾功能衰竭。

（4）移植肾。

（二）禁忌证

（1）孤立肾。

（2）明显的出血倾向。

（3）重度高血压。

（4）精神疾病，不能配合。

（5）体位不良。

（6）泌尿系感染、急性肾盂肾炎或肾周脓肿。

（7）肾脏肿瘤、多囊肾或巨大囊肿。

（8）肾脏位置过高或游走肾。

（9）终末期肾功能衰竭。

（10）其他：心力衰竭、休克、严重贫血、妊娠、月经来潮、年迈等情况。

（11）伴肾盂积水。

（三）术前准备

（1）用物准备：① 常规消毒治疗盘一套。② 无菌肾脏穿刺包，内有肾脏穿刺针、腰椎穿刺针、5 mL 和 20 mL 注射 7 号针头、尖头手术刀、洞巾、纱布。③ 其他用物：2%普鲁卡因、无菌手套、多头腹带、小砂袋、盛有甲醛固定液之标本瓶、无菌生理盐水、甲紫溶液。

（2）进行普鲁卡因皮试，检测乙肝两对半、丙型肝炎抗体和 HIV 抗体，测定血红蛋白、血小板计数、出凝血时间、凝血酶原时间（异常者可用维生素 K1 10 mg 肌注，3~5 天后再复查）。上述检查正常者方可穿刺。

（3）进行超声检查，以了解肾脏的位置、轮廓、功能及距离皮肤的深度，便于确定穿刺点。

（4）测定血型，配血，必要时输血。测血压，测定 24 h 尿蛋白定量和肌酐清除率。

（5）术前向患者做好解释工作，消除顾虑，取得配合，并训练患者在床上使用排便器，反复练习吸气屏气动作，以配合手术，患者同意穿刺并签字。紧张者可用镇静剂，如安定等。

（6）准备穿刺体位，患者取俯卧位（最好卧于硬板床上），腹部垫以厚枕，以固定肾脏，防止向腹面移动。

（四）操作步骤

（1）患者取俯卧位，腹下垫以枕头，以便将肾脏顶向背侧。

（2）确定穿刺点位置，可参考背部体表解剖标志进行经验定位，B超定位下选择穿刺点。

（3）逐层局部麻醉，消毒、铺手术单，并逐层局麻至深层软组织。

（4）探针试穿，用9 cm长腰穿针经皮肤逐层刺入，并在屏气后刺入肾周脂肪囊直达肾被膜（过脂肪囊壁有穿透感，达肾被膜时能有顶触感，此时针应随呼吸同步运动），记下针刺深度，拔针。

（5）穿刺取出肾组织标本：将穿刺针刺入，并参考腰穿针所测深度，屏气后刺入脂肪囊达肾被膜，核实穿刺针确实随呼吸同步运动后，再令患者屏气，将针刺入肾脏完成取材操作。

（6）标本取出后应及时由在穿刺现场的病理技术员用放大镜、解剖显微镜检查标本上有无肾小球，若无肾小球时应重复取材。肾组织应分别送光镜、电镜及免疫病理检查。

（五）注意事项

（1）术后观察有无持续性肉眼血尿；前三次排尿，必须留尿观察，肉眼观察尿色，注意有无血尿、血块，尿色变化。尿液常规送检，剩余标本保留至第二天，医师查房观察后丢弃。如发现肉眼血尿，立刻按血尿应急预案流程处理。

（2）术后心电、血压监护24 h。观察血压变化，术后6 h测血压（半小时1次）。术后6 h内必须急查血常规。

（3）观察有无穿刺部位疼痛等。

（4）术后及时完成肾穿刺记录：详尽记录肾穿刺时间、术者、麻醉方式、穿刺部位、穿刺过程，以及穿刺前、穿刺中、穿刺后患者生命体征变化，有无并发症等；由术者记录或助手记录，术者审核后签字。

（5）患者术后 6 h 内：绝对平卧，严密监测，不得翻身、坐起、抬头等腰部用力动作，四肢可自由轻柔活动。6～24 h：卧床，如无血尿，可缓慢翻身，不得坐起、下床，鼓励患者多饮水。2～7 天：如无肉眼血尿，2 天后可缓慢起床，于床上或床边坐起休息，如无头晕、无晕厥，可下床轻微活动。注意保持大便通畅，避免用力排便，避免腰部用力。3 个月内：禁止进行重体力劳动及剧烈活动。

（赖学莉　孔德亮）

第六章　内分泌及代谢疾病

第一节　甲状腺功能亢进症

（一）询问病史的重点

（1）明确是否有甲状腺激素分泌过多的临床表现：怕热多汗、多食易饥、消瘦乏力、心悸、腹泻、烦躁、震颤等。

（2）了解有无颈部肿大、睑裂增宽、眼球突出等体征及出现时间。

（3）有无甲亢的遗传因素和诱发因素：家族史、好发年龄、应激因素、分娩、用药史。

（4）明确是否应用过抗甲状腺药物、品种、剂量、疗效及有无不良反应等。

（二）体格检查

1. 一般状况　身高、体重、面容、神态、体位。

2. 重点检查

（1）甲状腺：大小、硬度、质地、活动度、震颤、血管杂音及有无结节。

（2）眼征：有无突眼、突眼度、眼球活动度、辐辏试验、结膜充血。

（3）四肢：肌肉萎缩、细震颤、腱反射、胫前黏液性水肿。

（4）心脏：心率、心界、心尖搏动位置、心律。

（5）肝脏：有无肿大、压痛。

3. 识别甲亢危象　发病前治疗情况，有无诱因，可表现为高热、大汗淋漓、恶心、呕吐、腹泻、心律失常、烦躁、焦虑、谵妄、昏迷、休克。

4. 识别淡漠型甲亢　多见于老年患者，可表现为神志淡漠、嗜睡、乏力、反应迟钝、消瘦，可仅有心房颤动或心绞痛。

5. 识别 T3 型甲状腺毒症　甲亢时产生 T3、T4 比例失调，T3 量显著多于 T4。

（三）实验室检查与辅助检查

（1）常规检查：血常规、尿常规、肾功能、肝功能、血糖、血脂、心电图。

（2）重点检查：血 TT3、TT4、FT3、FT4、TSH、TGAb、TRAb、TPOAb、甲状腺 B 超、^{131}I 摄取率。

（3）进一步检查：甲状腺 ECT。

（四）诊断与鉴别诊断

甲亢类型：Graves 病（80%）、结节性毒性甲状腺肿（10%）、甲状腺自主高功能腺瘤（5%）。可通过病史、甲状腺体征、甲状腺功能及抗体检测、^{131}I 摄取率等诊断及鉴别。

（五）治疗原则

1. 一般治疗　休息、高热量饮食、无碘饮食、β 受体阻滞剂。

2. 抗甲状腺药物　主要副作用为粒细胞缺乏和肝功能损伤等。

（1）咪唑类：甲巯咪唑作用机制、剂量、疗程、副作用、适应证。

（2）硫脲类：丙基硫氧嘧啶作用机制、剂量、疗程、副作用、适应证。

3. 同位素治疗 适应证、禁忌证、并发症。

4. 手术切除、介入栓塞治疗 适应证、禁忌证、并发症、术前准备。

5. 甲亢危象的处理

（1）针对诱因。

（2）降温、镇静、抑制交感神经兴奋。

（3）静脉或鼻饲抗甲状腺药物，首选 PTU。

（4）应用碘剂。

（5）静滴氢化可的松。

（6）对症、支持治疗。

（六）病历（小组讨论）

患者女性，40 岁，因怕热、心悸伴体重下降 6 月余就诊。查体：双侧甲状腺Ⅱ度肿大，质软，无压痛。实验室检查：FT_4 70 pmol/L，FT_3 20 pmol/L，TSH < 0.01 mIU/L。

请分析讨论：病史需补充的内容，查体重点内容，相关检查的要点并说明原因，诊断及鉴别诊断，治疗原则。

（陈 榕 陈 瑾 王超群）

第二节 糖尿病

（一）询问病史的重点

1. 起病情况 年龄，急缓，是否酮症，是否依赖胰岛素。

2. 典型症状 是否有“三多一少”的临床表现。

3. 血糖状况 明确是否有血糖升高或尿糖阳性的证据，掌握血糖的确切数值。了解曾使用的降糖药物名称、剂量、血糖控制情况、副作用等。

4. 有无糖尿病的易患因素

（1）饮食、生活习惯（高热量饮食、缺乏运动）。

（2）糖尿病家族史。

（3）肥胖。

（4）高脂血症。

（5）妊娠。

5. 并发症表现　有无糖尿病的急、慢性并发症的临床表现。

（1）酮症酸中毒：呕吐、纳差、腹痛、渐进性嗜睡、昏迷等，有无伴发感染、进食大量含糖食物史或停药病史。

（2）高渗性昏迷：突发昏迷、口唇干燥、有进食大量含糖食物史。

（3）低血糖昏迷：出现乏力、饥饿、心慌、手抖、冷汗、黑矇，甚至昏迷，进食后迅速好转。

（4）大血管病变：冠状动脉、脑动脉、下肢动脉粥样硬化。

（5）微血管病变：泡沫尿、视物模糊。

（6）神经病变（自主神经病变、周围神经病变）：心悸、心力衰竭、心动过速、体位性低血压、感觉障碍、四肢麻木、疼痛、膀胱麻痹、胃肠功能紊乱、多汗。

（7）感染：呼吸道、泌尿系统、肝脓肿、皮肤细菌、真菌感染。

6. 排除其他类型糖尿病

（1）胰腺病变：胰腺炎、胰腺癌、胰腺切除。

（2）肢端肥大症、皮质醇增多症、嗜铬细胞瘤、甲状腺功能亢进症。

（二）体格检查

（1）一般状况：身高、体重、BMI、腰臀围、面容、神态、体位。

（2）心、肺：心率、心界、心尖搏动位置、心律、血压、有无干或湿啰音。

（3）四肢：皮肤、感觉、运动、腱反射、足背动脉搏动，有无水肿。

（三）实验室检查与辅助检查

（1）常规检查：血常规、尿常规、生化、血脂、心电图、胸片。

（2）重点检查：空腹、餐后2 h血糖，空腹、餐后2 h胰岛素，空腹、餐后2 h C肽，糖化血红蛋白，糖化血清蛋白，尿酮体。

（3）补充检查：口服葡萄糖耐量试验、谷氨酸脱羧酶抗体、胰岛细胞抗体、胰岛素抗体。

（4）慢性并发症：眼底检查、尿微量白蛋白/尿肌酐、24 h尿蛋白定量、神经传导速度、颈部和下肢动脉超声。

（5）排除其他类型糖尿病：血浆皮质醇、甲状腺激素、生长激素、变肾上腺素、去甲变肾上腺素、淀粉酶、胰腺CT。

（四）诊断与鉴别诊断

血糖水平达到糖尿病诊断标准，明确糖尿病分型。明确糖尿病急慢性并发症情况。

（五）治疗原则

1. 饮食治疗　热量计算、饮食分配、食物配比。

2. 运动治疗　运动方式、运动量、注意事项。

3. 药物治疗　明确并把握各类药物作用机制、品种、剂型、剂量、副作用。

（1）双胍类。

（2）促胰岛素分泌剂：如磺酰脲类和格列奈类。

（3）噻唑烷二酮类。

（4）α糖苷酶抑制剂。

（5）胰岛素。

（6）二肽基肽酶-4（DPPV-4）抑制剂。

（7）胰高血糖素样肽-1（GLP-1）受体激动剂。

（8）钠-葡萄糖协同转运蛋白2（SGLT2）抑制剂。

（9）中药治疗。

4. 急性并发症处理（糖尿病酮症酸中毒、非酮症高渗性昏迷）

（1）补充胰岛素：持续、小剂量、静脉输入，能进食者也可结合皮下注射。

（2）补液：大量、快速、等渗。

（3）电解质平衡及治疗诱因。

（六）病历（小组讨论）

患者男性，50岁，常规体检发现空腹血糖8.1 mmol/L，无口干、多饮、多尿症状。查体：血压146/98 mmHg，体重89 kg，身高172 cm。实验室检查：空腹血糖8.1 mmol/L，总胆固醇5.2 mmol/L，低密度脂蛋白胆固醇（LDL-C）3.9 mmol/L，甘油三酯3.3 mmol/L。

请分析讨论：病史需补充的内容，查体重点内容，相关检查的要点并说明原因，诊断及鉴别诊断，治疗方案。

（陈　榕　陈　瑾　王超群）

第三节　尿崩症

（一）询问病史重点

（1）起病程度如何，是否缓慢、渐进性的，还是突发的，起病是否有确切日期。

（2）烦渴、多饮的程度如何，如每日饮水量、饮水类型（是否喜欢喝冷饮和凉水)，尿量多少。

(3) 是否伴有消瘦、无力、头痛、神志改变、烦躁、谵妄，甚至昏迷等神经系统表现。

(4) 既往有无肿瘤、外伤、感染、血管病变、全身性疾病如血液病等病史。

(二) 体格检查

(1) 一般情况：神志、皮肤和黏膜等。

(2) 血压及心肺功能。

(3) 神经系统体征。

(三) 实验室检查与辅助检查

(1) 血常规、尿常规（含尿比重)、大便常规。

(2) 肝功能、肾功能、血糖、电解质、血渗透压、尿渗透压，胸片、心电图、腹部 B 超。

(3) 禁水加压素试验：是最常用的有助于诊断垂体性尿崩症的功能试验。方法：禁水前测体重、血压、脉率、尿量、尿比重、尿渗透压、血渗透压。持续 8~12 h 禁水，每 2 h 测上述指标，至尿量无变化、尿比重及尿渗透压持续两次不再上升为止。此时皮下注射抗利尿激素 5 U，每小时再收集尿量，测尿比重、尿渗透压 1~2 次。

(4) 下丘脑鞍区 MRI 或 CT（平扫+增强)，腺垂体功能检查。

(四) 诊断及鉴别诊断

1. 诊断　多尿（尿量超过 3 L/d)，烦渴，多饮，皮肤干燥，唾液、汗液减少，便秘，消瘦，困倦无力。尿比重小于 1.005，尿渗透压为 50~200 mmol/L，明显低于血浆渗透压，血浆渗透压可高于 300 mmol/L。禁水加压素试验阳性。

2. 与以下疾病鉴别

（1）高渗性多尿：如糖尿病、尿素增高（高蛋白质、高能/高营养时）、肾上腺皮质功能减退等。

（2）低渗性多尿：肾功能不全、高钙血症、失钾性肾病、精神性烦渴等。

（五）治疗原则与方法

（1）病因治疗：针对不同病因积极治疗相关疾病，以改善继发性尿崩症病情。

（2）药物治疗：抗利尿激素制剂治疗，比较常用去氨加压素（DDAVP）口服制剂（商品名为弥凝）、鞣酸加压素注射液、垂体后叶素水剂。

（3）肾性尿崩症：由药物引起的或代谢紊乱所致的肾性尿崩症，只要停用药物，纠正代谢紊乱，就可以恢复正常。如果为家族性的，治疗相对困难，可限制钠盐摄入，应用噻嗪类利尿剂、前列腺素合成酶抑制剂，如吲哚美辛（消炎痛）等。

（4）继发性尿崩症：需同时进行病因治疗。

（六）病例（小组讨论）

患者男性，15岁，口干、多饮、多尿1月余伴呕吐，既往体健，无头部外伤史，无鼻窦手术史。查体：体温36.4℃，心率78次/min，呼吸20次/min，血压100/70 mmHg，神清，颈软，双瞳等大等圆，四肢肌力正常，尿比重1.010。

请分析讨论：需要补充询问的病史及重点的体格检查，下一步辅助检查安排，可能的诊断及进行鉴别诊断，治疗原则等。

（郭　妍　陈　瑾）

第四节 原发性醛固酮增多症

（一）询问病史重点

（1）是否有高血压病史，血压升高时间及波动情况，对降压药物有无明显疗效。

（2）是否有肌无力及周期性瘫痪、肢端麻木、手足搐搦等低血钾表现，病程中有无发现血钾下降。上述症状发作时间及规律，有无劳累、寒冷、进食高糖食物等常见诱发因素。

（3）询问有无多饮多尿、夜尿增多、肾结石及泌尿系感染、肾盂肾炎等肾脏表现。

（4）有无因长期高血压引起的肾动脉硬化、蛋白尿、肾功能不全等。

（5）心血管系统如心律失常，以及心电图如 Q－T 间期延长，T 波增宽、低平或倒置，U 波明显等表现。

（6）高血压、低钾血症等家族史情况。

（二）体格检查

（1）一般情况：身高、体重、面容、神态、体位等。

（2）血压：多次、反复测量，包括四肢、立卧位血压。

（3）心血管系统：心率、心律、杂音等，动脉搏动、血管杂音、眼底等。

（4）神经系统检查、四肢活动、肌力及反射等。

（三）实验室检查与发展进程

（1）常规检查：血常规、尿常规、肾功能（生化）、血脂、心电图。

（2）血钾与尿钾（包括 24 h 尿钾）、血气分析。

（3）血浆醛固酮、血浆肾素、血管紧张素（包括立卧位）。

（4）肾上腺影像学检查（B超、CT、MRI、同位素显像）。

（5）测定皮质醇、儿茶酚胺、肾动脉血管超声等排除其他继发性高血压可能。

（6）必要时行双侧肾上腺静脉导管采血以区分单侧还是双侧分泌。

（四）诊断与鉴别诊断

1. 诊断　分两个步骤，首先明确是否有高醛固酮血症，其次确定其病因类型。高血压、周期性麻痹、手足搐搦、夜尿增多等临床表现；低血钾及不适当的尿钾排泄增多；醛固酮分泌增高及不受抑制；血浆肾素活性降低及不受兴奋体位试验阳性。影像学检查有肾上腺相关表现。患者检查前须停服所有药物2周以上。

2. 与以下疾病鉴别

（1）继发性醛固酮增多症如分泌肾素的肿瘤、肾动脉狭窄等。

（2）原发性低肾素性高血压：15%～20%原发性高血压患者的肾素是被抑制的。

（3）先天性肾上腺皮质增生。

（4）Liddle综合征。

（五）治疗原则与方法

原醛症的治疗取决于病因。

1. 手术治疗　肾上腺醛固酮腺瘤应及早手术治疗，术后大部分患者可治愈。原发性肾上腺皮质增生单侧或次全切除术亦有效，但术后部分患者症状复发。

2. 药物治疗　凡确诊特发性醛固酮增多症、糖皮质激素可抑制性醛固酮增多症及手术治疗效果欠佳的患者，或不愿手术或不能耐受手术的患者均可用药物治疗，可选用以下药物。

（1）醛固酮拮抗药：螺内酯是原醛症治疗的首选药物。

（2）血管紧张素转换酶抑制剂：可使醛固酮分泌减少，改善钾的平衡并使血压降至正常。临床常用的有卡托普利、贝那普利等，具体用法同高血压的治疗。

（3）抑制醛固酮合成的药物：氨鲁米特（氨基导眠能），能抑制肾上腺皮质激素的合成。

（4）糖皮质激素：地塞米松对糖皮质激素可抑制性醛固酮增多症患者有效。

（六）病例（小组讨论）

患者女性，30 岁，乏力，发作性四肢抽搐伴软瘫半年就诊。查体：血压 180/110 mmHg，神志清，对答切题；甲状腺不大；四肢不能自主运动，肌力Ⅱ级，无肌肉萎缩；心率 82 次/min，律齐。

请分析讨论：病史需补充的内容，查体重点内容，选择相关检查的要点并说明原因，可能的诊断是什么，鉴别诊断及治疗原则。

（郭 妍 陈 瑾 王超群）

第五节 高尿酸血症与痛风

（一）询问病史的重点

（1）询问有无肾脏病变、高尿酸血症。

（2）痛风发作是否与受寒、劳累、酗酒、食物过敏、饮酒、进食含高嘌呤食物（海鲜、豆制品等）、感染、创伤、手术等诱发因素有关。

（3）详细询问痛风发作时起病方式、部位、时间、持续时间、初发或继发，是否伴发热、关节红肿、皮肤表面发热。

（4）有无高尿酸血症及痛风家族史。

（5）有无相关器官损伤：手足关节痛风石沉积和畸形、尿酸性肾结石、肾功能不全、急性肾功能衰竭。

（6）是否为高危人群：肥胖、2 型糖尿病、高脂血症、高血压、动脉硬化、冠心病。

（二）体格检查

（1）一般情况：身高、体重、面容、神态、体位。

（2）心肺：心率、心界、心尖搏动位置、心律及肺部有无干或湿啰音。

（3）四肢关节：关节活动度、压痛、皮肤、感觉、运动、腱反射、动脉搏动。

（三）实验室检查与辅助检查

（1）常规检查：血尿常规、生化、血脂、心电图、胸片。

（2）重点检查：血尿酸、尿尿酸、肾功能。

（3）补充检查：双肾超声。

（4）进一步检查：关节液或痛风石内容物检查、关节的 X 线及 CT 检查。

（四）诊断与鉴别诊断

1. 诊断　男性和绝经女性血尿酸>420 μmol/L、绝经前女性>350 μmol/L；中老年男性根据诱因、家族史、泌尿道结石史、特征性关节炎表现，结合辅助检查等可以诊断痛风。注意原发性和继发性痛风的鉴别，注意区分急性和慢性痛风性关节炎。注意并发症和肾功能诊断。

2. 鉴别诊断　与继发性高尿酸血症、关节炎（类风湿关节炎、化脓性关节炎、创伤性关节炎、假性痛风）等鉴别。

（五）治疗原则

（1）一般治疗：控制饮食总热量，限制饮酒和高嘌呤食物

（如动物内脏），多饮水，慎用噻嗪类利尿剂，避免诱发因素。

（2）高尿酸血症的治疗：药物包括排尿酸药、抑制尿酸生成药、碱性药物。

（3）痛风急性期治疗：药物包括秋水仙碱、非甾体抗炎药、糖皮质激素。

（六）病例（小组讨论）

患者男性，46 岁，汉族，生长于山东青岛，厨师。因“发现血尿酸升高 20 余年，关节肿痛 2 日”入院。

20 余年前，患者体检发现血尿酸升高 556 μmol/L。当地诊断为“高尿酸血症”，排除禁忌后予以苯溴马隆 50 mg（口服，1 次/日）治疗，患者自觉无症状，未规律用药，未正规检测血尿酸。2 日前劳累后逐渐出现左第一跖趾关节和左足跟红肿热痛，无发热，以左第一跖趾关节肿痛为著，自服消炎痛 2~3 天后疼痛减轻。就诊当地医院，疑诊“类风湿关节炎”，查类风湿因子阴性，血尿酸 652 μmol/L，红细胞沉降率 63 mm/h。为进一步诊治收入院。平素喜肉食及海鲜，无烟酒嗜好。家族史无特殊，当地类似患者多见。

查体：血压 150/95 mmHg，体重 75 kg，身高 1. 65 m，跛行。耳廓未见结节，心、肺及腹部检查无异常。左第一跖趾关节、左足跟可见关节肿大，伴红肿，表面无破溃，皮温偏高。左脚第一跖趾关节和左足跟关节肿胀、压痛、活动受限。

辅助检查：血常规、尿常规未见明显异常，谷丙转氨酶 77 U/L，谷草转氨酶 43 U/L，白蛋白 44 g/L，肌酐 221 μmol/L，尿素氮 6. 14 mmol/L，尿酸 684 μmol/L。总胆固醇 5. 8 mmol/L，甘油三酯 4. 6 mmol/L。B 超示脂肪肝、双肾弥漫性病变、左肾囊肿。

请分析讨论：病史特点，诊断和鉴别诊断，并就治疗提出见解。

（陈　瑾　王超群）

第六节　皮质醇增多症

（一）询问病史的重点

（1）观察患者有无向心性肥胖、满月脸、多血质外貌。

（2）详细询问有无肌无力、下蹲后起立困难。

（3）有无皮肤薄，微血管脆性增加，轻微损伤即可引起瘀斑，下腹两侧、大腿外侧等处出现紫纹，手、脚、指（趾）甲、肛周常出现真菌感染。

（4）有无心血管表现，如高血压。

（5）有无对感染抵抗力减弱，如有无肺部感染、局部感染。

（6）女性有无月经减少、不规则或停经，男性有无性欲减退，阴茎有无缩小，睾丸有无变软。

（7）有无代谢障碍，如糖尿病、骨质疏松、脊椎有无压缩或畸形、身材变矮。

（二）体格检查

（1）一般情况：身高、体重、体型、面容、皮肤、神态、体位。

（2）心与肺：心率、心界、心尖搏动位置、心律及肺部有无干或湿啰音。

（3）观察有无典型皮质醇增多症的体征：向心性肥胖、满月脸、多血质外貌。

（三）实验室检查与辅助检查

（1）常规检查：血常规、尿常规、生化、血脂、心电图、胸片。

（2）重点检查：① 血浆皮质醇昼夜节律；② 尿游离皮质醇；

③ 小剂量地塞米松抑制试验；④ 大剂量地塞米松抑制试验；⑤ 血浆 ACTH 水平。

（3）进一步检查：垂体 MRI、肾上腺 CT 等。

（4）必要时行 CRH 兴奋试验和岩下窦静脉采血（IPSS）。

（四）诊断与鉴别诊断

1. 诊断　血皮质功能及功能试验结合影像学检查。

2. 鉴别诊断　肥胖；酗酒兼有肝损伤患者可出现假性库欣综合征；抑郁症患者尿游离皮质醇、17－羟皮质类固醇、17－酮类固醇可增高，且不能被地塞米松正常地抑制，但无库欣综合征的临床表现。

（五）治疗原则

（1）应根据不同的病因进行相应的治疗。

（2）库欣病：经蝶窦切除垂体微腺瘤；如不能进行垂体手术，可做一侧肾上腺全切除术；大垂体瘤可开颅手术；影响神经递质的药物可做辅助治疗。

（3）肾上腺腺瘤：手术切除。

（4）肾上腺腺癌：尽早手术切除。

（5）不依赖 ACTH 的小结节性或大结节性双侧肾上腺增生：双侧肾上腺切除术。

（6）异位 ACTH 综合征：治疗原发性肿瘤。

（7）阻滞肾上腺皮质激素合成的药物。

（六）病例（小组讨论）

患者女性，45 岁，汉族，农民。因“痤疮、多毛、头部胀痛 4 年”入院。

患者 4 年前自觉面部痤疮加重、全身毛发变密增粗，后面部逐渐变圆，腹部增大，四肢变细，体重增加，1

年前出现头部胀痛，血压升高，降压药治疗效果欠佳。

查体：血压 165/100 mmHg，体重 75 kg，身高 1.60 m。腰围 110 cm，臀围 100 cm，腰臀比 1.1。颜面略黑，满月脸，胸背部皮肤散发痤疮，颈背部脂肪垫明显，皮肤变薄干燥，腹隆起，腹部腰背侧可见紫纹，双足背皮肤毛细血管网可见，全身毳毛较重，双下肢轻度凹陷性水肿。

辅助检查：血常规正常，生化电解质未见明显异常，血皮质醇、ACTH 昼夜节律消失，OGTT 试验提示糖尿病，小剂量地塞米松抑制试验未被抑制，大剂量地塞米松抑制试验可被抑制；双侧肾上腺 CT 未见明显异常；垂体 MRI 提示鞍底略下陷，垂体柄略左移。

请分析讨论：病史特点，诊断和鉴别诊断，治疗原则与方法。

（陈　瑾　王超群）

第七章　风湿性疾病

第一节　系统性红斑狼疮

（一）询问病史的重点

（1）光过敏，面部及双手皮疹，口腔溃疡，脱发，雷诺现象史，不明原因发热，关节肿痛。

（2）眼睑水肿，双下肢水肿，气急，胸痛，心慌，咳嗽、咳痰，腹痛、腹泻，头晕、头痛，视物模糊等系统回顾。

（3）神经精神症状，各主要脏器症状及其功能状况。

（4）既往史中注意传染病史、家族史及个人生活史、生产史、月经史；强调病史与生产史的关系。

（二）体格检查

系统体检，重点关注血压、尿量、皮肤损害（蝶形红斑、盘状红斑、掌和甲周红斑、皮肤血管炎、出血点）、黏膜损害（口腔、鼻咽部及外阴溃疡）、浅表淋巴结肿大、关节症状（肿胀、疼痛、晨僵）、全身水肿、浆膜腔积液、心肺体征、肝脾肿大、中枢神经系统病变体征。

（三） 实验室检查与辅助检查

（1）常规检查：三大常规，24 h 尿蛋白定量，肝、肾功能，肌酶，血脂及胸片，心电图，B 超。

（2）免疫学检查和炎症指标：如红细胞沉降率（ESR），C 反应蛋白，铁蛋白，免疫球蛋白，补体 C3、C4，CH50，直接 Coomb 试验，网织红细胞计数，抗血小板抗体，类风湿因子（RF），抗核抗体（ANA），抗双链 DNA（dsDNA）抗体，抗单链 DNA（ssDNA）抗体，抗 ENA 抗体（抗 Sm、抗 RNP、抗 SS－A、抗 SS－B、抗 Jo－1、抗 Scl－70），抗心磷脂抗体，抗 β_1 糖蛋白 I 抗体，ANCA（抗中性粒细胞胞质抗体）等。

（3）进一步检查：血液或其他体液做细菌、真菌培养加药敏，OT 和抗结核抗体，肌电图，肌肉活检，浆膜腔积液穿刺检查，腰穿，脑电图，CT，MIR 等。

（4）组织学检查：皮肤狼疮带试验，肾活检。

（四） 诊断和鉴别诊断

1. 诊断　目前普遍采用美国风湿病学会 1997 年推荐的 SLE 分类标准。注意二级诊断（如狼疮性肾炎、狼疮性肾病综合征、中枢神经性狼疮、狼疮性肺炎等）、病理诊断、功能诊断，以及并发症如继发性干燥综合征、继发性抗磷脂综合征、重叠综合征等是否存在。同时判断疾病活动性和严重度（有多少内脏受损及其功能状态）对确定治疗方案非常重要。

2. 与以下疾病鉴别

（1）发热待查：各种其他感染性或非感染性疾病引起的发热。

（2）单器官受累疾病：如原发性肾炎或肾病，过敏性紫癜，血小板减少性紫癜，溶血性贫血，粒细胞减少，再生障碍性贫血，肺炎，肝炎及中枢神经系统疾病。

（3）多器官受累疾病：类风湿关节炎，干燥综合征，系统性硬化，多发性肌炎/皮肌炎，混合结缔组织病，重叠综合征，白塞病，系统性血管炎包括韦格纳肉芽肿、变应性嗜酸性肉芽肿、微多血管炎、大动脉炎等。

（五）治疗原则

1. 一般治疗　休息，避光，防紫外线，防感染，避免诱发药物性狼疮。

2. 免疫抑制治疗

（1）糖皮质激素：主要治疗药物。

（2）免疫抑制剂：根据病情不同选择环磷酰胺、霉酚酸酯、环孢素、他克莫司或氯喹或羟氯喹、甲氨蝶呤、硫唑嘌呤等。

（3）生物制剂治疗：如贝利尤单抗、泰它西普，以及特异性抑制 B 细胞功能的抗 CD20 单抗、利妥昔单抗等。

3. 对症治疗

（1）抗高血压，抗感染，保护胃黏膜，防治骨质疏松。

（2）保肾保肝，维持重要脏器功能。

（3）支持治疗，如大剂量丙种球蛋白冲击治疗。

（4）育龄期女性关怀。

（六）病例（小组讨论）

患者女性，20 岁，乏力、低热，伴双手小关节肿痛、晨僵 2 个月。查体：双手多处近端指间关节肿痛。实验室检查：白细胞 3.0×10^9/L，血红蛋白 81 g/L，ESR 80 mm/h，RF 125 IU/L、ANA 颗粒型 1∶320（+）。

请分析讨论：病史需补充的内容，查体重点内容，选择相关检查的要点并说明原因，诊断和鉴别诊断，治疗原则和注意事项。

（蔡　青　彭杨茜子）

第二节 类风湿关节炎

（一）询问病史的重点

（1）关节症状：关节肿和（或）关节疼痛的部位、性质、程度、诱因，是否对称，受累关节的多寡，晨僵持续时间，能否自行缓解，有无关节畸形，有无关节活动度和功能改变等。

（2）关节外症状：低热、疲乏、不适，口干眼干，皮肤结节，皮肤血管炎，周围神经炎，肺内结节性病变，间质性肺炎，心脏病变，浅表淋巴结肿大，肝、脾肿大，角膜炎，巩膜炎，不明原因的贫血。

（二）体格检查

双手近端指间关节呈梭形肿胀、压痛，晚期可有关节畸形（天鹅颈、纽扣花、尺侧偏斜等），可能有关节半脱位或脱位。双腕和掌指关节肿胀、压痛，晚期畸形。注意有无类风湿结节，肺部体征，肝、脾淋巴结肿大，是否存在骨质疏松等。

（三）实验室检查与辅助检查

（1）三大常规及血液检查：血常规、尿常规、粪常规，肝肾功能，血脂，红细胞沉降率（ESR），C 反应蛋白（CRP），免疫球蛋白，蛋白电泳，类风湿因子，类风湿因子分类，抗环瓜氨酸多肽抗体（抗 ccp 抗体），其他自身抗体包括 ANA 全套（ANA，抗 dsDNA，抗 ssDNA，抗 ENA）、抗线粒体抗体、抗“O”等。

（2）其他检查：胸片，双手、双足 X 线平片检查，关节超声，滑液常规检查，关节滑膜或类风湿结节活检。必要时进行相应关节 MRI、CT 及肺高分辨率 CT 检查。

（3）补充检查：HLA－DRB1（HLA－DR4/DR1）和其他基因

筛查，细针穿刺关节滑膜活检，必要时进行关节镜检查。

（四）诊断与鉴别诊断

1. 诊断　1987 年美国风湿病学会制订的类风湿关节炎分类标准仍被国际普遍采用。对早期诊断不够敏感，强调双手关节区域受累关节的数量及其对称性。2009 年 ACR/EULAR 新制订的分类标准也在实践应用中。

2. 鉴别诊断

（1）系统性红斑狼疮：少数 SLE 以双手或腕关节肿痛为首发症状，并可表现为近端指间关节肿胀和晨僵等，易误诊。但关节外表现更多甚至是主要的，如发热、疲乏、皮疹、血细胞减少、蛋白尿、ANA 抗体阳性和（或）抗 dsDNA 抗体，补体 C3、C4 降低等。

（2）干燥综合征：可有对称多发性小关节炎且 RF（+），易混淆，但口干、眼干突出，可有猖獗齿、慢性反复发作的腮腺炎、角膜溃疡、角膜炎，并有系统损害的表现，如间质性肺炎、胆汁淤积性肝炎、肾小管酸中毒等。ANA 及抗 SS－A 和（或）SS－B 常阳性，血细胞常减少。

（3）银屑病关节炎：需与银屑病外周关节炎型鉴别。特点是以非对称性小关节炎为主的关节炎。大部分已有皮肤银屑病皮疹。少数关节炎出现于皮肤病之前，需警惕。

（4）骨关节炎：老年人发病，负重关节（膝、髋、腰椎）及双手远端和近端指间关节受累，较少有掌指关节受累。晨僵时间大多少于半小时。炎症指标（ESR、CRP）和 RF、抗 ccp 大多正常。

（5）强直性脊柱炎：青年男性，中轴关节（脊柱、骶髂关节、髋关节）或下肢大关节非对称性受累，HLA－B27（+），RF（－），骶髂关节 CT 或 MRI 检查有帮助。

（6）风湿性关节炎：急性发作，四肢大关节受累，无关节畸形，可有咽痛，环形红斑，抗“O”增高，RF（-）。

（五）治疗原则

1. 一般治疗　休息，制动，理疗。

2. 药物治疗

（1）非甾体抗炎药（NSAID）：消炎、止痛、抗炎。

（2）糖皮质激素：小剂量泼尼松（≤7.5～10 mg/d）作为缓解关节症状的桥梁作用。尽量在半年内停用。对重症患者或有并发症时才考虑中等剂量应用。

（3）改善病情抗风湿药（DMARD）：属对因治疗，能缓解病情进展。首选甲氨蝶呤和来氟米特，还有羟氯喹、柳氮磺吡啶等，可联用。

（4）生物制剂治疗：针对致病因子的靶向治疗。现在抗肿瘤坏死因子拮抗剂和抗 IL-6 拮抗剂已在临床广泛应用。

（5）小分子靶向药物：针对 JAK 通路的靶向治疗，现有托法替布、巴瑞替尼等。

（6）植物药：如白芍总苷、雷公藤等。

3. 手术治疗　滑膜切除术、晚期关节置换术等。

（六）病例（小组讨论）

患者女性，42 岁，左手第 3 掌指关节（MCP）和近指间关节（PIP）及右手第 2 近指间关节肿胀（1 级）、压痛（2 级）3 月余，晨僵半小时。诉乏力、低热、口干。查体：除手关节受累外，右膝关节肿痛，皮温升高；上肢皮肤有皮疹、瘙痒，高出皮面。血、尿常规及肝、肾功能正常，ESR 30 mm/h，CRP 20 mg/L，RF 125 IU/L，抗 ccp 123 RU/mL，ANA（-）。

请分析讨论：需补充哪些症状和体征，需行哪些检查，诊断依据和鉴别诊断的要点（提示：注意与白塞病、干燥综合征、SLE等鉴别）。

（蔡　青　彭杨茜子）

第三节　强直性脊柱炎

（一）询问病史的重点

1. 关节症状

（1）以下肢非对称性单关节或少关节肿痛，和（或）下腰部炎症性疼痛和（或）双侧臀部交替性或同时疼痛为主要表现，常有夜间翻身僵硬或翻身时痛醒伴晨僵。

（2）炎症性腰背痛定义为：① 发病时小于 40 岁；② 隐匿起病；③ 症状持续至少 3 个月；④ 腰背痛伴有晨僵；⑤ 背部不适在活动后减轻或消失。

（3）病变由腰椎向上逐渐累及到胸椎和颈椎，表现为胸肋关节疼痛，深呼吸或咳嗽时加重。颈部疼痛并逐渐僵硬，活动受限。有髋关节受累者表现为臀部或腹股沟疼痛，活动受限。可有足跟痛等肌腱端炎表现。

2. 关节外症状

（1）最常见的关节外表现是虹膜睫状体炎，见于 25%～30% 患者，呈反复发作。

（2）其他少见的有主动脉炎、主动脉关闭不全等。

（二）体格检查

（1）Schober 试验：患者直立，双髂后上棘连线中点上方垂直距离 10 cm 及下方 5 cm 处各做标记，嘱患者弯腰测量脊柱最大前屈度，脊柱受累者则增加距离少于 4 cm。

（2）胸廓活动度试验：患者直立，测量在第 4 前肋间的深吸气和深呼气之胸围差，≤2. 5 cm 为异常。

（3）枕壁墙试验：患者背靠墙直立，收颏，眼平视，测量其枕骨结节和墙壁之间的距离。正常时为 0，而在颈活动受限和（或）胸椎段后凸畸形者该间隙增大。

（4）Patrick 试验（4 字试验）：患者仰卧，一侧膝屈曲并将足跟放置到对侧伸直的膝上，检查者用一只手下压屈曲的膝，并用另一只手压对侧骨盆，可引出对侧骶髂关节疼痛则视为阳性。

（5）骶髂关节按压痛：直接压迫骶髂关节时，患者感觉有局部疼痛。

（6）骨盆按压试验：患者侧卧，从另一侧按压骨盆可引起骶髂关节疼痛。

（三）实验室检查与辅助检查

（1）血清学检查：90%患者 HLA－B27 阳性。其他检测包括 ESR、CRP、IgA、ASO、血常规等，RF 和 ANA 阴性。

（2）骨盆和脊柱 X 线正侧位检查，骶髂关节的 CT 和（或）MRI 扫描。

（四）诊断和鉴别诊断

（1）诊断：目前多采用 1984 年修订的强直性脊柱炎纽约分类标准。影像学检查由于 CT 和 MRI 分辨率高，不易受外部因素影响，在早期可增加骶髂关节炎检出率。

（2）鉴别诊断：需与其他血清阴性脊柱关节病、类风湿关节炎、致密性骨炎、其他慢性机械性腰痛、骨质增生、椎间盘病变、脊柱结核、肿瘤及代谢性骨病等相鉴别。

（五）治疗原则

1. 一般治疗　宣教，休息，锻炼，理疗。

2. 药物治疗

(1) 非甾体抗炎药（NSAID）：消炎、止痛、抗炎。

(2) 改善病情抗风湿药（DMARD）：控制病情活动，抑制病变发展。最常用的有柳氮磺吡啶和沙利度胺。

(3) 糖皮质激素：一般不主张使用，尤其是口服。只在合并急性虹睫炎、顽固性外周关节炎肌腱端炎和 NSAID 不能控制症状时才考虑局部应用。

(4) 生物制剂治疗：抗肿瘤坏死因子拮抗剂对阻止病变进展有作用，抗 IL－17 拮抗剂也在临床广泛应用。

3. 手术治疗　在晚期需矫形时考虑手术治疗。

（六）病例（小组讨论）

患者男性，18 岁，左足跟、足踝和右膝关节肿痛 2 年，加重伴双臀部交替性疼痛 3 月余，影响夜间休息，并伴腰背部晨僵，晨起不易爬起。

请分析讨论：需补充的病史（包括现病史、过去史、家族史等），需补充的体征，需选择的实验室检查及辅助检查，诊断和鉴别诊断。

（蔡　青　彭杨茜子）

第四节 · 干燥综合征

（一）询问病史的重点

(1) 口干症：诉口干，频繁饮水，进固体食物时必须伴流质送下等。可有猖獗齿、慢性反复发作的腮腺炎、舌炎。

(2) 干燥性角结膜炎：眼干涩，异物感，少泪，哭时无泪。严重时角膜溃疡、复发性角膜炎。

(3) 系统表现：乏力、低热、皮疹、关节痛和关节炎、肌无力。可有肾脏、肺、消化系统、血液系统受累，出现低钾性麻痹、肾小管酸中毒、间质性肺炎、萎缩性胃炎、胆汁性肝硬化、周围神经损害、血象改变等。

（二）实验室检查与辅助检查

（1）血、尿常规，红细胞沉降率，C 反应蛋白，高球蛋白血症，肝、肾功能。

（2）ANA 全套，其中 ANA 和 SS－A 和（或）SS－B 阳性率高，SS－B 特异性最强。RF 阳性率高。还要检查抗心磷脂抗体和抗线粒体抗体、抗微粒体抗体、抗平滑肌抗体等。

（3）相应受累器官的检查。

（4）干眼症的特殊检查：Schirmer 试验，角膜染色，泪膜破裂试验。

（5）唾液腺受损检查：唾液流量，腮腺逆行造影，唾液腺同位素检查。

（6）唇腺活检。

（三）诊断和鉴别诊断

（1）诊断：根据 2002 年干燥综合征国际分类标准。诊断时需排除头颈面部放疗史、丙肝病毒感染、AIDS、淋巴瘤、结节病、移植物抗宿主病、抗乙酰胆碱药的应用。

（2）鉴别诊断：本病易与以下疾病混淆，予以鉴别。如类风湿关节炎、系统性红斑狼疮、混合结缔组织病、慢性肝炎、过敏性紫癜、间质性肺炎、原发性肾小管酸中毒、自身免疫性肝炎等。若合并有任一其他结缔组织病，考虑继发性干燥综合征。若无，为原发性干燥综合征。有些要考虑是干燥综合征的并发症。

（四）治疗原则

（1）戒烟、戒酒，保持口腔清洁，避免使用阿托品等引起口干的药物。

（2）用人工唾液和乙酰胆碱类似物刺激唾液分泌药物。

（3）人工泪液可改善眼干症状。

（4）根据受累脏器的多少和严重程度，考虑糖皮质激素和免疫抑制剂治疗。

（5）氯喹类和非甾体抗炎药，有内脏损害者可选用甲氨蝶呤或环磷酰胺等治疗。

（6）并发症治疗。

（五）病例（小组讨论）

患者女性，52 岁，因口干、眼干 3 年，乏力及双手关节疼痛、晨僵 3 个月就诊。查体：体温正常，有龋齿和义齿，口咽部干燥；双手近端指间关节有压痛，无肿胀，四肢和面部无皮疹；双肺呼吸音粗，心率正常，双下肢轻度凹陷性水肿。实验室检查：白细胞 3.5×10^9/L，血红蛋白 123 g/L，血小板 310×10^9/L，球蛋白 35 g/L，ESR 30 mm/h，RF 100 IU/L，IgG 20 g/L。

请分析讨论：诊断与鉴别诊断，对进一步诊疗计划做出分析。

（蔡　青　彭杨茜子）

第五节 · 多发性肌炎和皮肌炎

（一）询问病史的重点

（1）肌肉症状：以近端骨骼肌肌无力、疼痛、压痛为主要表现。询问上臂抬举及下蹲、起立、平卧位抬头、翻身等动作是否正常。重症者可有声音嘶哑、吞咽不适，甚至呼吸困难。面肌与眼外肌受累极少见。查体见肌力减退、肌压痛。部分严重患者肢体远端肌肉也受累。

（2）皮肤改变：向阳性皮疹（眶周紫红色皮疹）、Gottron 征、披肩征和“V”字征。其他如雷诺现象、甲周红斑和光过敏相对少见。

（3）肺部病变：间质性肺炎见于 5%～10%，可出现低氧血症，严重时呼吸衰竭，预后很差。尤其是皮肌炎或无肌炎表现但皮肤症状突出者。

（4）其他：低热，体重减轻，关节痛/关节炎并不少见。由于部分患者可因患某种恶性肿瘤伴发多发性肌炎症状，故诊断多发性肌炎/皮肌炎时必须排查有无合并恶性肿瘤。还易与其他结缔组织病合并。甲状腺功能亢进或减退时均可并发肌炎，需注意鉴别。

（二）实验室检查与辅助检查

（1）血常规、红细胞沉降率、免疫球蛋白、γ 球蛋白等。必要时尿肌酸。

（2）肌酶谱：查肌酸激酶（CK）、醛缩酶（ALD）、乳酸脱氢酶（LDH）、谷草转氨酶（GOT/AST）、谷丙转氨酶（GPT/ALT）等。其中 CK 最敏感。

（3）肌炎抗体谱。

（4）甲状腺等内分泌检查，常见肿瘤标志物。

（5）肌电图（EMG）和肌肉 MRI。

（6）肌活检。

（三）诊断和鉴别诊断

1. 诊断　目前仍沿用 1977 年 Bohan 和 Peter 分类标准。

2. 鉴别诊断

（1）风湿性多肌痛。

（2）ANCA 相关性血管炎。

（3）甲状腺疾病。

（4）包涵体肌炎。
（5）遗传性肌营养不良症。
（6）进行性脊肌萎缩症。
（7）肌萎缩侧索硬化症。
（8）重症肌无力。
（9）横纹肌溶解综合征。
（10）药物引起的肌炎样表现。

（四）治疗原则

（1）一般性治疗。
（2）首选糖皮质激素治疗。
（3）细胞毒药物治疗：首选硫唑嘌呤（AZA）、甲氨蝶呤（MTX）和羟氯喹。环磷酰胺在有肺间质病变时应用。
（4）对症处理。

（五）病例讨论

患者女性，50岁。因四肢近端肌肉酸痛、无力，双上肢抬举困难3个月，加重2周，并伴有低热，体温37.8℃（腋表）。近3日感觉气急干咳。近期无感冒及腹泻、腹痛和尿频、尿痛史，无药物使用史，无心慌、纳差、体重下降等不适。查体：四肢近端肌肉压痛，关节无肿胀，双眼睑有紫红色斑，双手掌指关节伸侧面有粗糙无痛性凸起皮疹；双肺底闻及吸气末高音调的细湿啰音。实验室检查：三大常规正常，肝功能示ALT 142 U/L，AST 256 U/L，LDH 320 U/L，CK 825 U/L，红细胞沉降率13 mm/h。

【病史特点】

（1）中年女性，慢性病程，进行性加重。
（2）低热，乏力，四肢肌肉酸痛，有压痛，但肌力、肌张力正常，关节无肿痛。

（3）面部和双眼睑有红斑，双手掌指关节有 Gonttron 征；双肺底闻及 Velcro 音。

（4）近 3 日感觉气急。

（5）肌酶谱升高：CK、LDH、AST、ALT 均升高，而 ESR 正常。

【初步诊断】

皮肌炎、急性间质性肺炎。

【需进一步检查】

（1）肝、肾功能，电解质（注意有无低钾），病毒性肝炎指标及 C 反应蛋白等炎症指标。

（2）免疫球蛋白，RF，ANA、抗 DNA、抗 ENA 全套，肌炎抗体谱，各肿瘤标志物。甲状腺和甲状旁腺功能检查，抗乙酰胆碱受体抗体检测等。

（3）血气分析呼吸功能，重点了解是否有呼吸衰竭。结果显示：氧分压 78 mmHg，氧饱和度 95%，二氧化碳分压 42 mmHg，其余代谢性指标和电解质均正常。

（4）肺高分辨率 CT 示二肺野纹理增多，部分呈斑片状，边缘模糊，尤以双下肺为著。如有间质性肺炎改变，请结合临床。

（5）肌电图：典型表现为低波幅，短程多相波（棘波），有插入性刺激增强。出现正锐波、自发性纤颤波。自发性、杂乱高频放电。

（6）病变部位肌肉 MRI 检查。

【鉴别诊断】

（1）风湿性多肌痛：年龄在 50 岁及以上的中老年出现四肢和躯干的近端部位疼痛，常见于肩胛带、骨盆带和颈部疼痛，晨僵大于 45 min，ESR 大于 50 mm/h，持续 1 个月以上。与 PM/DM 的主要鉴别是相对较短的病程，心肌酶谱和肌电图正常，ESR 和 CRP 等炎症指标明显升高（PM/DM 时可正常），对小剂量的糖皮质激素敏感。

（2）重症肌无力：相对较急性起病，疲劳试验、新斯的明试验、血清抗乙酰胆碱受体抗体测定和肌电图重复电刺激试验可用于鉴别。

（3）周期性麻痹：各种原因造成的低钾血症，尤其是转移性低钾血症造成反复发作的四肢软瘫，与多发性肌炎的肌无力有相似之处。检查发现血钾降低，补钾后症状很快恢复，有助于诊断。

（4）外伤（尤其是肌肉挤压伤）、感染、药物、肿瘤、过度运动等，都可引起血肌酸激酶升高，需提高警惕。

【治疗原则】

大剂量糖皮质激素（1～1.5 mg/kg）加环磷酰胺冲击治疗对DM/PM合并间质性肺炎有益。环磷酰胺累计剂量达6 g以后，以硫唑嘌呤片维持对肌炎有利。余对症处理。

（蔡　青　彭杨茜子）

第六节　系统性硬化症

（一）询问病史的重点

（1）慢性起病，慢性病程呈进行性发展。

（2）有无双手肿胀、双手雷诺症、关节肌肉疼痛、吞咽不适烧心感、夜间胸骨后痛。

（3）面部和四肢远端皮肤对称性肿胀，变薄、变硬、变黑；面容刻板，鼻尖变小，口周皱褶，张口度变小。

（4）干咳，活动后气急进行性加重。

（5）有无口眼干燥、四肢呈袜套样麻木异物感；有无指端硬化、指尖溃疡和点状瘢痕，有无皮肤毛细血管扩张、甲皱毛细血管异常、皮下组织钙化。注意甲状腺是否有异常，心肺联合查体时注意有无异常的P2>A2，双侧肺底部Velcro音。

（二）实验室检查与辅助检查

（1）血常规，尿常规，肝、肾功能，红细胞沉降率和免疫球蛋白。

（2）自身抗体检查如抗核抗体、抗 ENA 抗体等。其中抗着丝点抗体和抗核仁型抗核抗体阳性对诊断 CREST 综合征及局限性硬化症有帮助。抗拓扑异构酶（Scl－70）抗体是本病特异性抗体。

（3）肺薄层 CT 和心脏彩超检查，有食管受累需行吞钡透视检查。

（三）诊断和鉴别诊断

根据雷诺现象、双手硬肿、皮肤表现、特异性内脏受累及特异性抗核抗体谱等，诊断一般不难。目前有 1980 年美国风湿病学会制订的 SSC 分类标准和 2013 年美国风湿病学会/欧洲风湿病联盟制订的 SSC 分类标准。

需与局部硬皮病、嗜酸性粒细胞性筋膜炎及其他内脏损害性疾病如原发性肺纤维化、神经性胃无力、遗传性出血性毛细血管扩张症鉴别。

（四）治疗原则

本病尚无特效治疗。早期治疗的目的是阻止新的皮肤和脏器受累，而晚期治疗的目的在于改善已有的症状。包括：综合治疗，如戒烟、保暖、保湿、避免紧张、创面管理、抗组胺药等；脏器受累的相关治疗，如皮肤病变、肺间质病变、心脏受累、胃肠道疾病和血管病变等。

（五）病例（小组讨论）

患者女性，44 岁，双手皮肤变硬、指端肿胀 15 年，加重伴指端溃疡2个月入院。患者15年前无明确诱因出现双手皮肤变硬、指端肿胀，常在遇冷后出现双手指皮肤苍白，随后颜色加深，呈青紫色，并感麻木，可自行缓解，有咳嗽，少痰，无关节疼痛和肌肉疼痛，未就医。2个月前指垫消失，双手皮肤表皮增厚，并有指端溃疡出现，咳嗽加重，爬坡时感气急，当地医院诊断“血管炎”。

查体：发育正常，营养良好。面部皮肤紧绷感，少纹，口角有放射皱褶。双手掌指关节远端皮肤变硬，不易被提起。指垫消失，指尖可见多处破溃，部分结痂。胸式呼吸，双侧腋下闻及Velcro音。心率70次/min，律齐，P2>A2，未闻及病理性杂音。双下肢皮肤未见异常，无凹陷性水肿。

请分析讨论：病史特点，进一步检查内容，诊断与鉴别诊断。

（蔡　青　彭杨茜子）

第七节 · 痛风性关节炎

（一）询问病史的重点

（1）详细询问关节疼痛发作起病方式、部位、时间、持续时间、初发或继发、有无伴发热、关节红肿，表面发热。

（2）是否与受寒、劳累、酗酒、食物过敏、饮酒、进食含高嘌呤食物、感染、创伤、手术等诱发因素有关。

（3）询问有无肾脏病变、高尿酸血症。

（4）有无痛风家族史。

（5）有无相关器官损伤：手、足关节痛风石沉积和畸形；尿酸性肾结石、肾功能不全、急性肾功能衰竭。

（6）是否属于高危人群：肥胖、2型糖尿病、高脂血症、高血压、动脉硬化、冠心病。

（二）体格检查

（1）一般状况：身高、体重、面容、神态、体位。

（2）心肺：心率、心界、心尖搏动位置、心律、有无肺部干或湿啰音。

（3）四肢关节：关节活动度、压痛、皮肤、感觉、运动、腱反射、动脉搏动。

（三）实验室检查与辅助检查

（1）常规检查：血、尿常规，生化，血脂，心电图，胸片。

（2）重点检查：肾功能及小管间质性病变，血尿尿酸、红细胞沉降率、手足关节X线检测。

（3）补充检查：手足关节双能CT、MRI检测，膝关节穿刺检查。

（四）诊断和鉴别诊断

（1）诊断：根据诱因、家族史、泌尿道结石史、典型关节炎表现，结合辅助实验室等检测可以诊断。注意原发性和继发性痛风的鉴别，注意区分急性和慢性痛风性关节炎，注意并发症和肾功能诊断。

（2）鉴别：需与风湿性关节炎、类风湿关节炎急性期、化脓性关节炎、假性痛风等进行鉴别。

（五）治疗原则

1. 一般防治

（1）限制蛋白质摄入。

（2）忌进高嘌呤食物。

（3）多饮水。

2. 急性关节炎期的治疗　药物包括秋水仙碱、非甾体抗炎药、糖皮质激素。

3. 降尿酸治疗　酌情选择抑制尿酸合成药物和促进尿酸排泄的药物，注意预防性抑制痛风发作，注意降血压药物的选择，注意代谢综合征的治疗。

（六）病例（小组讨论）

患者男性，51 岁，藏族，生于西藏，藏药师。因“反复关节红肿热痛 20 余年，加重 2 日”入院。

20 余年前，患者长途行走后于夜间突发右第一跖趾关节红肿热痛，疼痛剧烈，不能耐受触摸。当地诊断为“丹毒”，予抗生素治疗 3~4 天后缓解。以后多于劳累后夜间发作上述症状，3~7 天可自行缓解，5~6 个月发作 1 次，间歇期无不适。3 年后逐渐累及左第一跖趾关节、左足跟、右膝、双肘及后腕关节，发作时多以单个关节肿痛为著，严重时每月发作 1 次。服消炎痛 2~3 天后疼痛可减轻。曾疑诊“类风湿关节炎”，外院查类风湿因子阴性，血尿酸 898 μmol/L。未予重视。近 6 年出现多个关节区结节，逐渐增大。2 天前，突发左膝关节肿痛，为进一步诊治收入院。平素喜肉食，无烟酒嗜好。家族史无特殊，当地类似患者多见。

查体：血压 150/95 mmHg，体重 75 kg，身高 1.65 m，跛行。耳郭未见结节，心、肺及腹部检查无异常。左第 3 掌指关节、右第 3 近端指间关节、双第 1 跖趾关节膨大，可见多个质硬结节，表面无破溃，皮温正常。右肘伸直受限，左膝关节肿胀、压痛、活动受限。

实验室检查：血常规正常，尿蛋白 1.5 g/L，尿红细胞 150/μL，24 h 尿蛋白 0.73 g。谷丙转氨酶 77 U/L，白蛋白 32 g/L，肌酐 221 μmol/L，尿素氮 6.14 mmol/L，

尿酸 428 μmol/L。总胆固醇 5. 8 mmol/L，甘油三酯 4. 2 mmol/L。双手、双足 X 线检查：关节间隙狭窄、关节面不规则、骨质呈穿凿样缺损，病变边缘骨质增生硬化。B 超：脂肪肝、双肾弥漫性病变、左肾囊肿。

请分析讨论：病史特点，诊断和鉴别诊断，治疗原则与方法。

（蔡　青　彭杨茜子）

附　膝关节腔穿刺术

（一）适应证

（1）原因不明的关节腔积液伴肿痛。

（2）关节炎伴过多的关节腔积液，影响关节功能。

（3）关节镜检查、滑膜活检或切除。

（4）关节造影检查、关节腔内注射药物进行治疗。

（二）操作方法

（1）患者仰卧于床或操作台上，双下肢伸直。

（2）麻醉：穿刺部位按常规进行皮肤消毒，术者戴无菌手套，铺消毒洞巾，用 2%利多卡因做局部麻醉。

（3）穿刺：用 7~9 号注射针头，一般于髌骨上方、股四头肌腱外侧向内下刺入关节囊；或于髌骨下方、髌韧带旁向后穿刺达关节囊。

（4）取样：抽液完毕后，如需注入药物，则应另换无菌注射器。

（5）包扎固定：穿刺后用消毒纱布覆盖穿刺部位，再用胶布固定。

（三）注意事项

（1）穿刺器械及手术操作均需严格消毒，以防无菌的关节腔渗液继发感染。

（2）动作要轻柔，避免损伤关节软骨。

（3）如关节腔积液过多，于抽吸后应适当加压固定。

（蔡　青　高　洁）

www.ingramcontent.com/pod-product-compliance
Lightning Source LLC
Chambersburg PA
CBHW041302210926
51847CB00010B/109
9787547863220